打破基因天花板！

內分泌科專家說長高

矮小專科醫師 潘慧 著

小兒科醫師 詹前俊 審訂

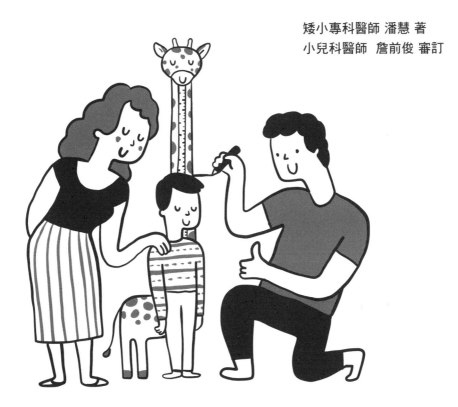

推薦序

如何讓小孩能
高人一等

　　小孩成長後的身高能夠高人一等，是不少家長的期望，從坊間充
斥中草藥飲品、人數爆滿要求驗骨齡及治療的兒童內分泌門診可窺見
一二。家長們總是期盼在醫師及早發現與正確協助下，保握孩子一生
一次的生長機會！本書由北京協和醫院內分泌科主任醫師潘慧，集結
寶貴的臨床及衛教經驗，整理出決定孩子身高的3個關鍵黃金時期：嬰
幼兒時期（0-3歲）、學齡期（3-7歲），以及青春期（8-14歲），並
分別探討家長如何協助孩子生長。

如何把握成長期？

　　兒童的第一個發育快速成長期是嬰兒期，第一年約可成長20-24公
分，第二年約11公分。而後，4到9歲每年約5-6公分；9歲到青春期每
年約4-5公分。台灣兒童健康手冊有體檢測量身高體重，每年幼兒園與
小學也有身高體重檢查，如果身高體重都在第3百分位，會轉診檢查追
蹤身體矮小；身高體重百分位偏低也會提醒家長加強注意（女男孩的
身高體重生長曲線表，請分別查看附錄四、附錄五）。

　　第二個快速成長期為青春期：女生每年長6-10公分、男生每年長
8-12公分。在正常情況下，骨骼年齡和實際年齡應該相當，但每個人
的發育都會受到遺傳基因影響而提早或晚一點發生，因此每個階段都
很重要。青春期中最快速生長期，女生約在11-12歲，男生約晚兩年

13-14歲，一般男生可以長到骨齡16歲，女生長到骨齡14歲，這也是生長板癒合的時間點。

性早熟及早發現

中樞性性早熟的定義是任何一種第二性徵（如男生9歲前出現睪丸變大、陰莖變長變粗等；女生8歲前乳房隆起、陰毛發育，10歲前初經來潮）快速生長，骨齡大於實際年齡2歲以上。性早熟者雖然長得比別人快，但骨齡超前越多，生長版癒合越快，長大反而可能矮人一截。

家長對女兒可觀察乳房發育情形，若8歲前已發育，須安排到兒童內分泌科做骨齡抽血檢查。男生開始發育的標誌比較隱蔽難以察覺，有些家長以為男生出現鬍鬚、喉結、變聲或初次遺精等特徵才進入青春期，事實上已處於青春期的中後期，錯過身高增加最多的時間，骨齡超前，長高的空間所剩無幾。

性早熟的輔助治療在早睡，晚上10點到凌晨2點生長激素大量分泌，此時若不睡覺會分泌減少導致長不高。建議在晚上10點前睡，每天運動30-40分鐘，減少油脂吸收，搭配到兒童內分泌科規律追蹤、骨齡追蹤或藥物治療，並避免肥胖和環境荷爾蒙對性早熟的影響。

給予生長激素的迷思

不少家長以為不論什麼原因，只要給予生長激素治療就能讓孩子長高。其實，是否需要昂貴的生長激素，應諮詢兒童內分泌科醫師的意見，尤其健保對生長激素使用有嚴格的給藥規定。即使自費，如何打針也是一大考驗，有些條件不一定適合給生長激素。

簡言之，身高是由遺傳、營養、睡眠、運動、心理等多種因素影響，家長應及早陪孩子就診檢查，及早改善孩子的生長疑難雜症。

詹前俊小兒科診所醫師、台安醫院小兒科主治醫師

詹前俊

自序 1

為孩子做好身高管理，是每個父母的必修課

我是北京協和醫院內分泌科主任醫師、教授，在矮小專科已有25年門診經驗，治療了十餘萬矮小症兒。

在矮小專科門診時，我常常從下午2點一直忙到晚上9點，幾乎不間斷地接待患者。在這期間，遇到最多的就是家長帶著上小學或者中學的孩子來找我，憂心忡忡地問：「潘醫師，我們家的孩子個子矮，在班裡的座位越來越靠前，有沒有什麼好的辦法能讓孩子再長高一些呢？」

有些家長甚至一進門，就撲通一聲跪下了，聲淚俱下地問我：「潘醫師，您能不能幫幫我的孩子？」

如果孩子骨齡比較小，其實還有很多辦法可以進行介入，能讓孩子健康且快速地達到比較理想的身高。但是，很多家長帶著孩子來就診時，孩子的生長板（四肢的長骨兩端關節粗大處，又稱「骨骺」）已經閉合了，這意味著，即使我想幫孩子長高也無能為力。每當這個時候，作為醫師的我都會感到非常無奈、非常痛苦，也非常心酸。

在這二十多年裡，我遇到了太多類似的例子。比如，我的診室來過一個14歲的女孩，剛上高一，夢想是考上舞蹈學院，但測量身高之後，發現只有152公分。大部分舞蹈學院的入學條件比較嚴格，對身高

的硬性要求一般是165公分以上。所以，趁著暑假，家長就帶著孩子來到醫院，希望我能幫忙想想辦法，讓孩子再長高十幾公分。

我幫她做完了相應的檢查之後發現，她的骨齡已經接近成人骨齡了。這意味著她的生長板已經接近完全閉合，想再長高，也沒有生物學基礎了。

我只能遺憾地告訴孩子的父母：「如果孩子早點進行身高管理，是完全能夠長到165公分的。但是她的生長板已經接近閉合，不可能再長高了。」

這個女孩從小到大學習舞蹈，本身也很有天賦，但最終只能與夢想擦肩而過。

這樣的例子看起來很殘酷，在矮小專科門診，我一天最多的時候可以遇到8-10個類似病例。尤其每年高考之後，很多家長會帶著孩子一起來到門診，看看孩子能不能再長高一點。因為非常多的特殊行業，以及高等院校的特殊專業，對於身高有嚴苛的要求。但是拍了骨齡X光片一看，大部分孩子在這個時候生長板都已經閉合，沒有辦法再長高。

於是，那些從軍夢、舞蹈夢、主持夢、演藝夢可能就此破滅。

然而，讓我非常著急的是，大部分孩子的父母根本沒有對小孩進行身高管理的意識。這樣的遺憾，在我的門診頻繁地上演著。

在孩子的身高這件事情上，很多父母存在著巨大的誤解，在此我只舉幾個最常見的誤解。

第一個誤解：父母覺得自己個子高，孩子肯定矮不了

現在很多人覺得，大家生活富足了，營養也都足夠，那麼孩子肯定會比父母個子更高，毋庸置疑。

但是，在我多年接觸的案例中，也有很多情況剛好相反──父母個子高，但孩子並沒有達到理想身高，甚至很多孩子比父母矮。

　　我曾經遇到一個病例，父母都不矮，父親身高在170公分以上，母親也達到160公分，但他們的女兒在14歲時，只有153公分。拍了骨齡X光片之後，發現孩子的生長板已經閉合，也就是說，孩子的最終身高遠遠低於父母的身高。

　　這樣的情況其實非常多，由於父母對孩子身高管理的不重視，中國大陸超過一半的兒童，連遺傳身高都沒有達到。

第二個誤解：
父母消極地認為自己個子矮，孩子註定長不高

　　事實上，遺傳因素只能決定身高的70%，營養、睡眠、運動、情緒這些後天因素，對身高的影響能達到30%。

　　千萬別小看這30%，它意味著即使父母個子不高，孩子也完全能夠達到理想身高。

　　兩年前，一位媽媽帶著一對雙胞胎女孩，來到北京協和醫院的矮小專科門診找我諮詢。這對雙胞胎當時剛好10歲。原本兩個孩子性格活潑開朗，但是上了四年級之後，忽然之間就變得沉默寡言、心事重重，詢問原因才知道，原來姐妹倆在學校經常被同學叫作「矮冬瓜」。這時父母才意識到，孩子這兩年的身高確實沒什麼增加，父母著急了，不停給孩子喝牛奶、吃鈣片，但直到孩子10歲上五年級的時候，還是全班最矮的。

　　在仔細檢查診斷之後，我給兩個孩子制訂了一套身高管理的方案，孩子的媽媽也非常認真地按照方案來執行。3個月後孩子來複診，這時，姐姐長高了2.5公分，妹妹長高了3.5公分。

　　我結合兩個孩子的骨齡進行了預測，如果她們一直嚴格地按照我們的方案執行，都有機會長到160公分。雖然160公分對於大家來說不算高，但她們的父母都偏矮，這已經遠遠超過了他們曾經預期的身高。

很多父母認為，自己本身身高就不高，對於孩子能長高也不抱有希望，哪知道孩子的身高「七分天註定，三分靠後天」，所以父母對孩子身高的關注態度，其實可以更加積極一些。

第三個誤解：盲目地給孩子注射生長激素

很多父母有意識到要幫助孩子做身高管理，但是方法卻用錯了。最常見的一個，就是濫用生長激素。臨床上應用生長激素治療矮小的適應症已有四十多年，總體來說是一種非常安全的替代治療手段，能夠幫助孩子快速地長高。

很多父母從一些醫療機構了解到生長激素，所以幾乎把希望都寄託在這上面。有的父母一進入診間，就急切地要我為孩子注射生長激素。雖然生長激素是一種非常安全的藥，但不是輕易就能打的。我們首先要診斷清楚，孩子是什麼原因引起的矮小，這必須由專業醫師來做充分的評估和檢查，最後才能決定是否注射生長激素進行治療。

曾經發生過這樣的例子：一名10歲小朋友注射生長激素3個月，結果視力下降，後來失明了。當父母把孩子帶到診室時，我幫他做了檢查，發現他的矮小是由於下視丘腦垂體的區域長了一個2公分的腫瘤，影響垂體分泌生長激素。而用生長激素以後，就相當於火上澆油，導致瘤體增大，壓迫視神經，繼而影響到孩子的視力。有些不太負責任的醫療機構，醫師可能直接給孩子進行生長激素治療，導致生長激素濫用的情況非常嚴重。

對我來說，醫療手段介入孩子的生長發育是一定要慎重的，我不贊成盲目地給孩子打生長激素，所以我的門診不叫「開藥門診」，而被稱為「停藥門診」。很多孩子在其他醫院或者診所打了生長激素，我還會勸阻，讓孩子停止注射生長激素。

想讓孩子健康地成長，最重要的並不是用醫療手段進行介入，而是從生活的各個方面，讓孩子養成正確的習慣。

第四個誤解：飲食不加控制

我在門診見過很多矮矮胖胖的孩子，其中讓我印象最深刻的，是一個小男孩。

父母帶這個男孩來找我時，孩子已經胖到沒有辦法走路了。雖然只有七八歲，但他的體重快要超過一名成年人，他的骨骼承受不了這個重量，所以只能坐著特製的輪椅，被父母推來醫院。

我詢問情況之後，發現導致他過度肥胖的主要原因是飲食習慣不好——暴飲暴食、挑食偏食、愛吃零食，並且從小到大幾乎只喝可樂，不喝水。

飲食習慣不好，孩子可能會出現過度的肥胖。肥胖在某種意義上，是隱性的營養不良，由於攝入熱量過高，孩子雖然外觀胖，但營養的攝入是不均衡的。對於8-14歲的孩子來說，肥胖還會極大地提高性早熟的機率，尤其值得我們提高警惕。

以上4個誤解只是冰山一角。大部分父母對於孩子身高方面的知識，都只是碎片化的，缺乏系統、科學的指導。甚至很多父母還會迷信一些老舊觀念和經驗，依賴無意中聽到的偏方，或者到處求醫問藥，給孩子濫用一些口服增高藥、補品等。而吃錯藥不僅不能促進孩子長高，反而會耽誤孩子生長的良機，甚至導致孩子性早熟，對孩子造成極大的傷害。

這也是我創作本書的初衷。希望各位父母即使不去醫院，也能有意識地用科學的方法來幫助孩子健康、快樂地成長，達到理想的身高。

本書是我行醫25年以來通過理論結合實踐，總結出來的管理孩子身高的系統、科學的方法和經驗。希望能幫助各位父母了解與孩子生長發育相關的正確知識，辨別謠言。

決定孩子身高，有3個關鍵時期：嬰幼兒時期（0-3歲）、學齡期（3-7歲），以及青春期（8-14歲）。每個階段的孩子生理狀況不同，

我們所關注的側重點也不同，給出的方法也會有一些針對性。

我將從睡眠、飲食、運動、情緒、心理、醫療介入等與孩子生長發育密切相關的方方面面，給各個年齡層的孩子提出一些有效的建議，為0-14歲的孩子制訂更加適合的長高方案。

最後，我本人也是一名7歲女孩的爸爸。其實在沒有孩子之前，對於長高的知識和方法，我自己都說得很理論化，也會站在醫師的角度給父母們很多指導。但自從有了孩子，我才深刻地體會到，只停留在理論上是完全不夠的，因為小朋友並不是提線木偶，不會乖乖地按照大人的指示來執行。我們在幫助孩子進行身高管理的過程中，可能會遇到很多的「坎」。所以，如何把科學的理論和方法融入育兒的每個細節中，是一件非常考驗智慧的事。

在書中，我也會給大家分享一些切實、有效、接地氣的方法。這些方法都是我在與女兒相處的過程中慢慢總結出來的，應該能夠稱得上是理論和實踐的結合。

希望本書能夠真正地幫助到大家，讓每位孩子都能健康、愉快地成長！

自序 2

透過後天努力，孩子能比預期多長 10-20 公分

曾有無數父母來問我：「我倆個子都矮，孩子能長高嗎？」我都會回答他們，只要孩子的生長板未閉合，還在骨骼的生長期之內，通過調整飲食、作息等生活習慣，就極有可能比遺傳身高多長至少10公分。

為什麼我敢這麼肯定地說孩子能多長高10公分呢？這絕對不是空口無憑。

在生活中，大家往往更看重遺傳身高，而忽視了後天的作用。很多家長個子不高，所以總是消極地認為，孩子也只能跟自己一樣矮。而事實上，身高受兩大因素的影響。

第一是先天因素，也就是遺傳因素，父母身高遺傳占孩子成年身高的70%；第二是後天因素占30%。

在門診，很多父母經常會問：「潘醫師，後天因素才占30%，是不是太少了？」這個資料聽起來似乎不是很吸引人。

我告訴大家，假設媽媽的身高是160公分，以媽媽的身高為基數，如果後天因素占30%，那麼對孩子身高的影響能高達48公分。但如果通過科學的方法，孩子有可能多長高20公分。即使我們保守一點，多長出10公分也是極有可能的。

我用具體的資料和公式說明一下這個結論吧。

我們説的遺傳身高，是指根據父母的身高預測出來孩子未來的身高，可以把這個預測的身高稱為「遺傳身高」。

怎樣計算遺傳身高呢？在這裡為大家提供兩個計算公式。

男孩的遺傳身高＝（父親身高＋母親身高＋13公分）÷2
説明：以上得出的具體數值就是男孩的遺傳身高，之後再加或者減7.5公分，得出的兩個數值就是我們對男孩身高的預測值範圍。

女孩的遺傳身高＝（父親身高＋母親身高－13公分）÷2
説明：以上得出的具體數值就是女孩的遺傳身高，之後再加或者減6公分，得出的兩個數值就是我們對女孩身高的預測值範圍。

舉一個例子。如果一個男孩的父親身高是170公分，母親身高是157公分，套用上面的公式：

（170公分＋157公分＋13公分）÷2＝170公分

這個男孩的遺傳身高是170公分。這數值加上或者減去7.5，就是孩子遺傳身高的範圍。加上7.5公分就是177.5公分，減去7.5公分就是162.5公分。

也就是説，孩子身高範圍可能在162.5到177.5公分。

那麼，在什麼情況下孩子是162.5公分，又在什麼情況下孩子是177.5公分呢？這就要靠後天的努力來決定了。如果孩子不注意一些關鍵的生活習慣，就有可能只有162.5公分，比父親還矮7.5公分。

而通過後天的努力，孩子完全可以達到177.5公分，遠遠超過父親的身高。只要我們懂得科學知識，充分發揮孩子的生長潛能，孩子很可能會比父親高得多。也就是説，即使是一對身材偏矮小的父母，他們的孩子通過後天的努力，也完全可以達到非常理想的身高。

所以，我希望父母認知這兩個因素對身高的影響，先天的遺傳因素既然已經改變不了，可以輔助孩子通過後天的努力，達到理想的

身高。

　　我將進一步介紹如何充分發揮孩子的生長潛能，如何科學解決先天因素和後天因素所占的比例。你的孩子將會有一個充分的成長空間。

本書使用說明

　　決定孩子身高主要包括3個關鍵的黃金時期：嬰幼兒時期（0-3歲）、學齡期（3-7歲），以及青春期（8-14歲）。對於每個年齡層的孩子，由於生理狀況不同，我們所關注的側重點也不同，給出的長高方案也會各有針對性。

　　所以，為了方便各位父母在閱讀本書時更加便捷、高效，我在撰寫本書時，採取了「檢索式」體例。

　　第一章，我將為父母講授0-3歲的孩子在生長發育中的注意事項，以及促進嬰幼兒健康成長的方法。

　　第二章，我將為大家分享3-7歲的孩子應該怎樣養成好的生活習慣，為未來的身高奠定好基礎。

　　第三章，我將會重點分享8-14歲孩子在生長發育中該注意的問題，讓孩子能夠真正地抓住青春期的機會，長到理想身高。

　　我會從睡眠、飲食、運動、情緒、心理、醫療介入等與孩子生長發育密切相關的各個方面，給每個年齡層的孩子制訂長高方案。

　　父母不妨直接找到與孩子各年齡層相對應的內容部分來閱讀。

各年齡層長高方案的特殊性

　　每個年齡層的孩子都有他們的特殊性，我為孩子們制訂的長高方案也有所區別。比如對於0-3歲的孩子，他們處於嬰幼兒時期，各方面生理機能都還不成熟，所以在身高（長）監測、飲食、運動、醫療手段等方面，都比其他年齡層更特殊。

而3-7歲的孩子已經有了一定的自我意識，我們不僅要關注他們的生理狀況，還要關心他們的情緒和心理。

對於8-14歲的孩子來說，很大一部分已逐漸進入青春期。在這個階段，他們學業繁重、飲食不規律，也容易由於各種不良的生活習慣而引發性早熟，還會產生焦慮、自卑等情緒，所以我們也會重點説到這些問題的解決方案。

各年齡層長高方案的相似性

孩子在成長時雖然會經歷不同的階段，但在生長發育上，我們遇到的很多問題都是相似的。因此，我們制訂長高方案也會有相似的部分。比如在睡眠、運動方面，3-7歲的孩子和8-14歲的孩子的注意事項比較類似。

再舉個例子，在細節管理上，「如何給孩子製造更好的睡眠氛圍」、「如何讓孩子在睡覺這件事情上養成儀式感」……這些方法對每個年齡層的孩子都非常有效。在創作本書的過程中，即便我做不到面面俱到，也希望能儘量保證內容上的完整和詳細。所以，我認為非常重要的細節，會同時出現在0-3歲、3-7歲、8-14歲3個年齡層的內容中，目的就是避免有些父母由於時間繁忙，只看和自己孩子年齡層相關的內容，而遺漏關鍵的細節。這樣，父母只需找到孩子對應的年齡層，就能收穫全面、系統的知識和方法。

這種「檢索式」的內容結構，能夠讓父母即便時間有限，也可以正確地管理孩子在每個年齡層的身高。

我相信，你對孩子的每一個理解和支持，都有可能改變孩子的人生。

目錄
CONTENTS

002　**推薦序**　如何讓小孩能高人一等　詹前俊醫師

004　**自序 1**　為孩子做好身高管理，是每個父母的必修課

010　**自序 2**　透過後天努力，孩子能比預期多長 10-20 公分

第一章

0 - 3 歲如何健康地生長

022　正確監測孩子的身高（長），真正了解孩子的生長狀況

032　不同年齡層，「母乳＋奶粉」如何搭配最合理

036　不同年齡層，如何適度添加副食品

041　吃飯速度慢，挑食、偏食怎麼辦

048　調整睡眠，抓住最佳生長時間

051　利用 5 個方法讓孩子快速入睡

057　睡不好、夜裡抽動，如何改善睡眠品質

061　如何輔助孩子運動，讓個子快快長高

064　維生素 D 促進長高，怎麼補充最科學

目錄
CONTENTS

067　胎兒小於妊娠年齡如何完成追趕生長

071　3 歲之前能用藥物幫助長高嗎

079　3 歲孩子也可能發生性早熟，該怎樣避免

第二章

3 - 7 歲如何激發生長潛力

086　警惕「長高迷思」，別被增高藥「坑」了

092　透過正確監測，準確判斷孩子的身高

097　去醫院檢查要做哪些準備

101　孩子身材矮小，是否一定要用生長激素促進生長

105　正確利用生長激素，安全有效地幫助孩子長高

114　運動方式對了，才能快速、結實地長高

122　調整睡眠時間，讓生長激素分泌量增加 3 倍

126　睡眠品質差導致生長發育遲緩，怎樣改善

132　破除飲食迷思：吃對了，才能健康地長高

141　解決三大難題：挑食偏食、暴飲暴食、愛吃零食

149　孩子不愛喝水，如何有效地引導

154　情緒管理：孩子心情好，生長發育更輕鬆

160　如何避免孩子頻繁生病，影響生長發育

166　為什麼每次升學後，孩子就不長高了

第三章

8 - 14 歲抓住最後的發育時期，

達到理想的最終身高

172　抓住青春期發育的關鍵點

181　警惕性早熟：發育太早影響最終身高

190　孩子出現生長痛怎麼辦

193　青春期如何進行營養管理

200　如何保證優質的睡眠，讓孩子長得更高

207　孩子學業繁忙，如何利用碎片時間高效運動

212　過胖和過瘦都會影響長高，如何調整

218　自卑、焦慮、壓力大，會導致心因性矮小

目錄
CONTENTS

第四章

關於身高，父母最關注的 15 個問題

226　Q1：貧血會影響生長發育嗎？

226　Q2：延遲初經能增加生長時間嗎？

227　Q3：病毒性心肌炎導致少運動，該如何長高？

227　Q4：個子矮就要注射生長激素嗎？

228　Q5：生長激素效果不好可以換其他牌子嗎？

229　Q6：生長激素治療期間如何觀察？

229　Q7：注射生長激素後的孩子怎麼吃飯？

230　Q8：如何看待孩子的骨齡？

230　Q9：家族性矮小能治療嗎？

231　Q10：男孩青春期怎麼觀察？

232　Q11：快速生長期的孩子可以減肥嗎？

232　Q12：放假期間，為什麼孩子忽然停止長高？

233　Q13：垂體性矮小可以等晚點治療嗎？

234 　Q14：手術、口服藥物對矮個子有效嗎？

234 　Q15：23 歲了，還有希望長高嗎？

236 　附錄一　長高食譜──如何補充維生素

240 　附錄二　長高食譜──如何補鈣

242 　附錄三　長高食譜──如何補鐵

244 　附錄四　女孩身高（長）、體重表

248 　附錄五　男孩身高（長）、體重表

253 　附錄六　促進生長發育的飲食原則和食譜

　　　　　254 　Part1 兒童一日食譜

　　　　　258 　Part2 早餐食譜 10 道

　　　　　263 　Part3 素食譜 10 道

　　　　　266 　Part4 點心 10 道

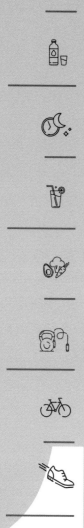

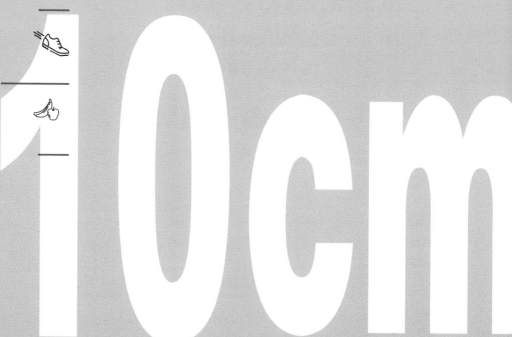

第一章

0-3 歲
如何健康地生長

　　0-3歲是孩子長高的第一個黃金時期，也是孩子長高速度最快的週期。雖然俗話說「一暝大一吋」，但是這個週期有它的特殊性和不確定性。

　　在這個黃金時期，如果想讓孩子儘量健康、快速地成長，我們一定要關注4個重要的因素：第一個是新生兒的餵養；第二個是睡眠；第三個是運動；第四個是輔助的醫療手段。這4個因素，對於幫助0-3歲的孩子充分挖掘生長潛能有十分重要的意義。

　　我在前文說過，後天的努力對於身高的影響高達30%。那麼我們保守估計，只要通過科學的餵養以及適當的運動，充分挖掘孩子的生長潛能，讓每個孩子多長高10公分不是不可能。

　　希望父母提早用科學的知識了解這個時期的特殊規律，對孩子進行科學餵養，充分幫助孩子養成健康的生活習慣，這樣就能更好地挖掘孩子的生長潛能。

正確監測孩子的身高（長），真正了解孩子的生長狀況

　　0-3歲的孩子還不能自己穩穩地站直，這個時期我們一般用「身長」來表達孩子的身高。

　　為什麼正確地監測孩子的身高（長）很重要呢？因為監測身高（長）的方法不對，會出現很多嚴重的後果。

　　在我的門診，經常會碰到有些父母不監測孩子的身高（長），對自己孩子長多高根本沒概念，等發現孩子身材矮小的時候為時已晚，錯過了最好的時機。

　　另外，錯誤的監測方法會導致父母過度焦慮。由於小朋友不配合，有時候測量誤差甚至到5-10公分，然後父母心急如焚，揠苗助長，想盡辦法讓孩子吃東西。萬一吃了不適合孩子吃的東西，很有可能導致性早熟，對孩子造成傷害。

還有的母親有產後憂鬱傾向，發現孩子身高（長）有問題後，天天給孩子量，導致憂鬱症越來越嚴重。另外，天天量身高（長）對孩子也有心理影響，比如孩子3歲有了自我意識，給孩子天天量身高（長），孩子會開始有心理負擔。

我特別要強調正確監測身高（長）的必要性。只有正確地監測身高（長），才能早發現問題，並且抓住機會及時解決問題，父母才能安心地養育孩子。然而，在我的門診，70%的父母沒有監測孩子身高（長）的意識。

雖然很多父母會去婦幼醫院或健康服務中心幫孩子做身高（長）檢測，但是大都沒有保存好檢測時的記錄本，導致我們不能儘早發現問題，延誤了最佳的處理時機。

有一個好消息是，在0-3歲這個時期，孩子偏離了正常的生長曲線，出現身高（長）上的問題，往往是餵養不當引起的。只要我們發現都還有機會補救，及時地解決餵養問題，追趕上正常的生長。

正確監測的益處

如果孩子確實偏矮，要注意一些平時很難察覺到的疾病隱患。

人類目前被發現有幾千種遺傳病，一般遺傳病主要會導致孩子出現以下幾種情況。

第一，孩子個子偏矮。

第二，孩子發育遲緩，比如肢體運動的發育遲緩，或者智力發育遲緩。

第三，有的孩子會有一些特殊的症狀或畸形，比如耳位發育異常、特殊的臉形、腭裂、唇裂、嗅覺障礙、通貫掌、肘外翻等。其中，肘外翻可能是一種染色體病的警示，叫透納氏症。

這些疾病都會嚴重影響孩子的生長發育。

我在門診經常會見到一些足月出生的小孩，出生時的體重小於2,500克。我們把這種孩子叫作「胎兒小於妊娠年齡」（Small for gestational age, SGA）。在追蹤的過程中，大概75%的SGA在2歲左右能實現追趕生長。如果到2歲還不能追上來的話，那麼有70%-80%的可能將來個子會比較矮。對於這樣的孩子，我們也會密切地追蹤，加強監測。

有些父母個子很高，覺得孩子肯定不會有身高（長）方面的問題，但事實上，並不是父母個子高，孩子就一定能擁有理想的身高（長）。如果不進行監測或者監測得不及時，放鬆警惕，等到孩子出現問題時就追悔莫及了。

家庭適用的測身高（長）法

學會在家裡科學地測量身高（長），能夠比較直觀地了解孩子真正的生長發育情況。但很多父母都會遇到一個難題：自己在家沒辦法測量0-3歲孩子的身高（長），因為這個時期的孩子根本不能好好地站立。

如何測量孩子的身高（長）呢？在這裡，我要給大家介紹家庭適用的測量方法。

家裡一般不會有醫院裡專業的量測儀器，所以最適用的測量方法是平躺測量法。兩個人一起測量孩子的身高（長），一個人幫助固定孩子，另一個人進行操作。

方法很簡單，因地制宜，利用隨手可以找到的一些工具，比如兩本字典、一把卷尺。因為孩子太小，喜歡動，不太容易配合，我們可以用相對厚一點的字典。將一本字典放在孩子的頭部，另一本字典置於孩子的腳部，固定好了以後，再把孩子挪開，然後用尺測量兩本字典之間的距離，得出的數值就是孩子的身高（長）。

測量的過程可以重複2-3次，兩次之間的誤差原則上不能超過0.5公分，這樣得出孩子的身高（長）就比較準確。

很多父母認為測量時最難的是如何固定孩子。實際上，只要護理

人員相互配合，輕輕地把孩子擱在床上，保持平躺，雙腳併攏伸直就可以了。字典儘量輕柔地貼緊孩子的腳跟和頭頂，然後抱走孩子，量字典間的距離。一般連續測量2-3次，平均誤差不超過0.3-0.5公分，那麼這個數值就是基本準確的。

　　我們測量孩子的身高（長）時，不一定要非常精準，但還是要儘量保證測量的差異不要過大。有些父母很糾結，說上一次量的明明是67.5公分，而這次量了很多遍都是66.5公分。這1公分讓父母感覺很不解、很焦慮。

　　為了避免這種情況，父母在測量時，最好保持測量地點和測量工具的一致性：在家量的數值就跟在家量的比，在醫院由醫師測量的就跟醫師測量的比。讀數的時候，最好馬上用筆記下來。有些父母量了3次，結果完全記不清楚剛才的數字是多少，那麼前面的測量就白做了。

　　另外還有兩點需要注意：第一是測量的頻率，第二是測量的時間。

　　孩子的年齡不同，測量的頻率也應有區別。0-1歲測量的頻率是1-2個月測一次，1-3歲是3個月左右測一次。

　　最後，測量的時間要統一。如果第一次是早上量，那麼以後都要早上量。尤其是孩子開始走路時，更要保證測量時間統一。因為孩子能站起來之後，如果測量時間不統一，由於重力作用，以及夜裡睡覺時，在平躺姿勢下脊椎的拉伸作用，都會導致孩子早上比晚上個子高0.5-1公分。

正確監測身高（長）的方法

　　監測孩子的身高（長）有3大方法。

　　第一，觀察。通過簡單的觀察，大致判斷孩子的生長速度。

　　第二，比較。與同齡孩子的平均身高（長）相比較，來衡量孩子

的生長發育水準。

第三，計算。計算孩子在這個階段長高的具體數值，再來評價孩子的生長是否正常。

怎麼觀察

觀察的方法其實很簡單，就是看孩子的衣服是不是變小了，褲子是不是變短了。在正常情況下，孩子長高的速度非常快，第一年一般是25公分，第二年10公分左右，第三年7-8公分。

你會經常發現孩子的衣服不夠大、褲子變短了，這就在提示孩子在快速地生長。要及時地發現，及時地調整衣服尺寸，以免孩子不舒服，影響活動和睡眠。

如何比較

有些父母說「我的孩子比班裡的高個兒矮」，這種比較方法肯定是不客觀的，如果班裡有一個「準姚明」，那孩子跟他比肯定一輩子都顯得很矮。所以，我們要跟整個社會同齡人的身高（長）平均值進行比較。

以台灣來說，政府每年會對各年齡層孩子進行身高、體重的調查，之後會統計出來平均值，我們可以根據平均值來進行比較。

根據調查的平均值所得出孩子的身高（長）表格，叫作生長曲線百分位圖。右頁是衛生福利部國民健康署製做的0-6歲兒童生長曲線百分位圖（男孩）。

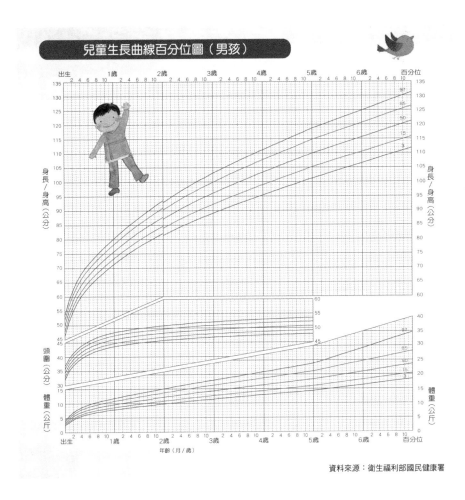

資料來源：衛生福利部國民健康署

　　我們可以根據孩子的年齡、身高（長），在圖中找到對應的數值，了解在同年齡、同種族、同性別孩子中，自己的小孩是什麼身高（長）水平。數值越大表示個子越高；數值越小表示個子越矮。

　　低於第3百分位，說明個子偏矮。

　　處於第50百分位，說明個子中等。

　　高於第97百分位，說明個子偏高。

　　需要強調的是，男孩跟男孩的平均值比，女孩跟女孩的平均值比。因為一般來說，女孩快速的生長發育期比男孩要早一些。男孩1歲時，他的身高（長）低於71公分，也就是低於第3百分位，這個孩子就

屬於個子偏矮的。換句話說，他的身高（長）沒有追趕上來，那麼我們就要找找原因，然後有針對性地進行解決。

同樣的道理，按照上面的表格來算，如果男孩到2歲低於81公分，也是屬於矮小。

相反，如果男孩到2歲時，身高（長）超過93公分，那麼就是超過第97百分位，也就意味著他長得太快了。

我們要及時地發現低於第3百分位的孩子，有針對性地進行介入。關於如何介入，我在之後會跟大家分享。以下是0-6歲兒童生長曲線百分位圖（女孩）。

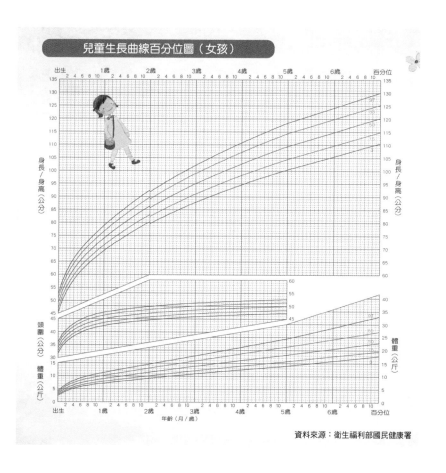

資料來源：衛生福利部國民健康署

　　舉個例子，一個女孩在1歲時是69公分。我們從上面的表格中可以看到，第3百分位的數值是69公分，那麼這個女孩就屬於個子偏矮。

　　同樣地，如果她在2歲時是80公分，屬於第3百分位，也是個子偏矮。相反，如果2歲的時候她長到93公分，就屬於長得過快了。我們可以以此為依據，來判定孩子整體長個子的情況是偏矮還是中等，抑或長得太快。如果長得過快，我們也要注意有沒有性早熟的問題。

　　總結一下，如果孩子的身高（長）低於第3百分位，可以判定為矮小。我想強調的是，很多父母一看到孩子的身高（長）低於第3百分位，就覺得天塌了。實際上，即使孩子的身高（長）低於第3百分位，也只能說明在這個階段比較矮小，而矮小只是一個生長偏慢的臨床表現，並不能說明孩子一定有問題。

　　研究發現，在0-3歲這個時期，大概3分之2的孩子身材矮小是由於錯誤的餵養，或者經常生病，導致小孩偏離了正常的生長軌跡。這種情況，我們不一定必須介入。

　　在第3百分位到第97百分位的都屬於正常，超過第97百分位的屬於偏高。當然，這是一個相對的概念，比如，爸爸是160公分，媽媽是157公分，孩子一下子長到第97百分位以上，那就要小心了，要觀察孩子是不是有其他特殊的情況，極有可能是發育過早。

　　如果爸爸是190公分，而孩子總是在第3百分位的位置左右浮動，這也說明孩子有異常的情況。

　　所以，在監測孩子身高（長）的過程中，還要結合父母的身高進行綜合考量。

如何通過計算監測孩子的生長速度

　　一般來說，0-3歲的孩子平均能長高40公分。

　　0-6個月，基本上每個月長2.5公分；7-12個月，每個月長1.25公分。

　　孩子的生長不是平均速度的，有時長得快，有時長得慢，這個月

長得快一些，下個月可能會慢一些，這都非常正常，請不要教條化地理解。有些父母幫孩子測量身高（長）時，發現孩子1個月沒長到2.5公分就很焦慮，其實這是沒必要的。我們主要是監測孩子的生長速度，所以用來做判斷的期間可以適當地延長一些，通過3個月或者6個月期間來監測孩子的整體生長水準，衡量小孩是否正常地生長。

　　總體來說，孩子從出生之後，第一年大概能長高25公分，第二年長高10公分左右，第三年長高7-8公分。

　　如果一個初生嬰兒身高（長）為50公分，那麼第一年大概會長到75公分，第二年85公分，第三年是92-93公分。如果相差不太遠，那就在正常的區間內。

　　監測0-3歲孩子的身高（長），有效的方法之一是計算孩子的生長速度。因為孩子的生長不是絕對平均速度的，所以我們衡量孩子的生長速度的時間單位是公分／年，而不是公分／月。

　　計算方法：測量間隔3個月以上的兩次身高（長），記錄下來；再用後一次減去前一次的身高（長），除以間隔的月數，乘以12，這樣就可以計算出孩子的生長速度。

孩子的生長速度＝（第二次身高／長 － 第一次身高／長）÷間隔月數 ×12

　　計算出生長速度之後，可以跟該年齡層正常的生長速度進行比較。（第一年大概長高25公分，第二年長高10公分左右，第三年長高7-8公分。）

　　對於孩子的生長速度，父母需要提前進行關注，提高警惕。我們算出來的生長速度如果達不到這個值，即使孩子目前的身高（長）在正常範圍內，整體生長速度也是偏低的。這時，我們要思考是什麼原因讓孩子的生長速度偏低，防患於未然。

胎兒小於妊娠年齡的注意事項

足月出生的小孩，一出生就特別瘦小，發育比同齡的孩子慢，我們稱「胎兒小於妊娠年齡（SGA）」。如果SGA在2歲前實現追趕生長，那之後也就能繼續健康地成長。

北京協和醫院的研究指出：在北京協和醫院出生的SGA，通過追蹤發現，患兒成年後，出現代謝問題的風險比正常人高很多。成年後，這些人超重或肥胖、糖脂代謝異常的可能性明顯升高；而且與出生時體重正常的孩子相比，這部分人群患高血壓等疾病的比例也明顯升高，其中有一定比例的人在60歲時出現了葡萄糖耐受不良，甚至患上糖尿病。

簡單來說，SGA在成年之後比正常人更容易發胖，也更容易患上各類代謝性疾病，比如糖尿病、高血壓、高脂血症等。

所以，建議對SGA給予特別的關注。對於這樣的孩子，一般要求在0-6歲期間，儘量培養孩子健康的生活習慣，比如低油、低鹽、低脂飲食，多吃蔬菜，加強鍛鍊，積極地參加體育運動。這樣就能有效地保證孩子成年以後不容易發胖，不容易得代謝性疾病。

如果這種情況的孩子在2歲時，生長速度沒有追上來，那麼再追上來的可能性就不大了，所以需要適度介入，幫助孩子實現追趕生長。

有些孩子出生時個子偏矮，父母在餵養方面非常注意，甚至給孩子添加了很多營養劑，但還是沒有追上來。

什麼情況下叫偏矮、沒有實現追趕生長呢？一般來說，偏矮是指比其他同齡的孩子要矮5-10公分，甚至15公分，遠遠偏離正常曲線。在這種情況下，父母就需要帶孩子到醫院就診。

當然，這一切都是建立在父母懂得監測孩子生長速度的基礎上，否則等到發現孩子偏矮，有可能就延誤了最佳的介入時機。

台灣國民健康署發放的兒童健康手冊中有各年齡層健康檢查紀錄，身高、體重、頭圍都有定期測量，兒科醫師可依百分位數值評估其生長發育。

▶ **長高筆記**

· 了解0-3歲的孩子監測生長的重要性。

· 掌握幫0-3歲孩子量身高（長）的方法。0-3歲的孩子還不能穩穩站立，應該平躺測量身高（長），而且測量的時間應該統一，並馬上記錄下來，最後取3次測量的平均值。

· 掌握檢測孩子身高（長）的3大方法：觀察法、比較法、計算法。

· 記錄並且總結。我在門診經常發現很多父母有監測生長的意識，但是沒有記錄的意識，也不善於總結。有些父母的職位與財會相關，會把孩子點滴的身高（長）記錄全部畫成一張曲線圖，這樣就可以非常清晰地看到孩子的生長軌跡，對於醫師及時發現問題是非常有幫助的。愛你的孩子，很重要的就是監測記錄孩子生長過程中的點滴。我把我們家女兒兔兔的數值全部存了下來，現在再翻看，對我來說是最幸福的時光之一。

▶ **親子時間**

　　要學會給孩子量身高（長），而且做好記錄。

　　再次強調，測量0-3歲孩子的正確方式是平躺著測量。要讓孩子相對舒服，不要用強迫的方式，否則會讓孩子受傷或者感覺不舒服。

　　請使用本節提到的3大方法來監測孩子的身高（長）。父母可以把自己記錄的孩子的身高（長）匯整，做成一張圖表。

不同年齡層，「母乳＋奶粉」如何搭配最合理

　　新生兒最好是以母乳餵養為主。最新的研究特別強調母初乳的重要性，因為這個時期的孩子免疫力較差，如果總是生病，那麼小孩整體的生長都會受到影響。而母乳餵養能夠在很大程度上幫助嬰兒增強免疫力。

出生胎齡越小的早產兒，母乳的攝入對其成長越關鍵。有研究者通過對100例低出生體重嬰兒進行觀察，發現適當攝入母乳的孩子，血液中乳鐵蛋白含量更高。因為母乳含有嬰幼兒生長發育所需的各種均衡營養物質，所以母乳餵養的兒童，智力與生長發育指數比不用母乳餵養的孩子更好。

另外，這個時期的孩子免疫力較差，而母初乳往往含有母體的免疫球蛋白，可以幫助寶寶建立早期的免疫系統，非常有利於孩子減少感染生病，降低過敏體質程度，對孩子的健康有著重要作用。

0-4 月齡孩子的母乳餵養

世界衛生組織（WHO）建議純母乳餵養。如果媽媽母乳不夠，可以母乳為主，嬰兒配方奶粉為輔。當然，這種情況務必請兒科專家給予指導。

0-3月齡的孩子一般每天要餵8-12次母乳，總共500-750毫升。3-4月齡的孩子每天餵6-8次母乳，總共600-800毫升。

很多父母在這個時期最大的困惑是，不知道怎麼判斷孩子是否吃夠了。介紹一個簡便的方法：孩子每天尿6-8次，身體狀態很好且沒有脫水，說明餵養是充足的，不需要再刻意追加。

4-6 月齡孩子的母乳餵養

4-6月齡的孩子也是一樣建議純母乳，如果沒有足夠的母乳，可以添加一部分嬰兒配方奶粉。每天餵奶5-6次，間隔約3小時，總共800-1,000毫升。

很多父母會有這樣的困惑：孩子睡眠時間很長，有時達18-20小時，那麼是不是要把孩子弄醒了再餵奶呢？

我們不主張打亂孩子的睡眠週期。一般來說，小孩餓了就會哭鬧，父母再來餵奶就可以了。

6-8 月齡孩子的母乳餵養

6-8月齡的孩子，可以母乳加上部分嬰兒配方奶粉。

有些媽媽會有疑問，這個時期母乳會不會營養變差？不會，母乳是孩子最好的食物。WHO建議母乳餵養可以餵到2歲。

6-8個月的孩子一般是每天餵奶4-5次，不低於600毫升；同時添加適量副食品，這樣就能滿足孩子所需要的營養。

8-12 月齡孩子的母乳餵養

孩子長到8-12個月時，無法提供母乳或母乳不足的情況下，可以用嬰兒配方奶粉來完全或部分代替母乳，每天餵4次，約600毫升。

有些媽媽工作時還堅持母乳餵養。一般工作單位都有哺集乳室，媽媽可以採集母乳之後放在冰箱裡保存，下班之後帶回家。帶回家之後要加熱消毒，注意保存時間。保存不當會影響孩子的健康，導致出現腹瀉或者其他不適。

1-3 歲孩子怎樣餵養

原則上，母乳餵養可以到2歲甚至更長時間。如果孩子斷奶，可以喝牛奶。但現在很多孩子對乳糖不耐受，喝完牛奶以後會出現腹脹、腹瀉。這個時候，就可以在兒科醫師的指導下選用替代的產品（無乳糖奶粉），保證孩子每天的營養攝入充足。

牛奶飲用要點

牛奶必須在進餐或者加餐時飲用，而且需要消毒，千萬不要喝生乳。科學家通過研究發現，母牛乳腺炎、乳腺結核的發生率並不少見，所以為了健康和安全，一定要喝加熱後的牛奶，通過加熱對牛奶進行消毒。在我的門診也發生過小朋友喝生乳引發結核病的例子。

　　另外要注意飲用量，每天喝牛奶不得超過750毫升。我在門診經常碰到這樣的情況，有些爺爺奶奶覺得喝牛奶有利健康，就讓孩子只喝牛奶不喝水，而且不吃其他東西。在孩子的生長時期，喝過量的牛奶會影響他們對副食品的攝入，對養成健康的飲食習慣是有害的。

歐洲奶粉好不好

　　有家長問我：「潘醫師，你看歐洲人個子都很高，尤其北歐的人個子特別高，是不是喝歐洲的奶粉更好？」

　　我想告訴大家，北歐人長得高主要的原因是人種，同時還有營養、居住環境、緯度等因素，不能全歸於奶粉。即便選購歐洲的奶粉，也要選有品質保證的奶粉。

▶ 長高筆記

　　母乳對於增強嬰兒的免疫力非常重要，堅持母乳餵養，能夠增強孩子抵抗疾病的能力。

　　按照推薦的母乳攝入量，對孩子進行正確的母乳餵養。如果媽媽平時要上班，沒辦法進行母乳餵養，可以用嬰兒配方奶粉來代替母乳。如果職場媽媽堅持母乳餵養，可以在工作場域的指定區域採集母乳之後，放在冰箱保存，下班後帶回家加熱消毒再給寶寶喝。

▶ 親子時間

　　媽媽可以用筆記本記錄下孩子每天攝入母乳和奶粉的量，根據推薦量進行調整，確保孩子營養攝入充足。

不同年齡層，如何適度添加副食品

從6個月開始，父母就可以有意識地給孩子添加副食品了。0-3歲的孩子腸胃功能還比較弱，在添加副食品的時候，父母不應只按照自己的想法來。不同年齡層對於副食品的要求是完全不一樣的。

如果副食品添加得不對，孩子要麼會比較瘦弱、容易生病，要麼長成「矮仔冬瓜」，對於以後的生長發育都非常不利。

接下來，我們介紹0-3歲的孩子，應該如何根據具體的年齡層正確地添加副食品。

6 月齡孩子的副食品怎樣添加

給6個月的孩子添加副食品時要注意兩個方面。第一，加入蔬菜泥；第二，開始有意識地訓練孩子進食的能力。

1. 加入蔬菜泥

種類多樣化

在添加蔬菜泥的時候，一般要求是每次1-2匙，每天2次。蔬菜泥要儘量多樣化，比如瓜類、根莖類、豆莢類等，讓孩子適應不同的口味，千萬不要讓小孩養成對某一樣食物的獨特偏好。

無油、無鹽、無糖

添加的副食品一定要無鹽、無油、無糖。如果孩子此時接受高油、高鹽、高糖，成年以後可能會偏愛高油、高鹽、高脂、高糖，養成不好的飲食習慣，且增加引發代謝性疾病肥胖、糖尿病的隱患。

精細化

蔬菜泥一定要做得足夠精細。

經常發生以下悲劇：家長做蔬菜泥做得不夠細，孩子還不會咀嚼，誤吸入氣管造成窒息，嚴重導致窒息性死亡。作為醫師，我特別擔心孩子的飲食習慣成人化。很多父母會把大人吃的東西餵給孩子，但這個時期的孩子並不能這樣粗暴地餵養，一定要非常注意。

觀察孩子是否適應

每次增加蔬菜泥的時候，父母一定要觀察3-5天，看孩子是否有不適應的情況。

2. 有意識地訓練孩子進食的能力

父母需要耐心。我在餵養女兒兔兔的過程中發現兩種情況，第一種情況是在剛開始的時候，她把吃東西當作玩，不好好進食；第二種情況是故意把吃進去的東西都吐出來。

對這樣的孩子，我們要進行進食能力的訓練。有些父母不太忍心讓孩子自己吃，也有些父母認為孩子會把餐桌、地板弄得一片狼藉，怎麼辦呢？實際上，父母要接受這是一個小孩在慢慢成長的過程。

父母可以用「玩」的方式引導孩子自己進食

第一，讓孩子學習自己用湯匙。兔兔剛開始學習用湯匙的時候，會故意玩湯匙，讓它掉到桌子上或者地板上。我撿起來放回去後，她又把湯匙弄掉。大人們在旁邊看得哈哈大笑，兔兔覺得很好玩。

父母可以任由孩子玩湯匙，讓小孩和湯匙培養「感情」。慢慢地，他就能學會用湯匙吃東西了。

第二，6月齡以上的孩子可以學習用杯子喝水，喝的時候千萬不要操之過急，因為經常會發生誤吸導致呼吸道或者肺部出現感染的情況，所以父母一定要在一旁觀察，千萬別讓孩子嗆到。

6-8 月齡孩子的副食品怎樣添加

引進主食

　　6-8月齡的孩子在添加副食品時，可以適量加入主食了。帶有強化鐵的穀物類食品要占每餐一半的量，比如濃稠的粥、軟爛的麵條。

　　為了避免因為喝奶影響孩子對主食的興趣，我建議讓孩子先吃完主食，之後再喝奶，慢慢養成習慣。

　　此時是訓練孩子進食能力的時候，但注意副食品要適當、要清淡，少鹽、少油、少糖，而且要使用兒童餐椅，大人要跟小孩一起用餐。當大人咀嚼食物時，對孩子來說也是非常好的示範，孩子很快就能學會。

　　這個時期的孩子活動能力比較強，可以滿屋亂爬。讓孩子使用兒童餐椅，可以幫孩子集中注意力吃飯。

　　我在門診經常碰到有些父母說滿世界追著孩子餵飯，如果一直這樣，孩子就不太習慣把注意力集中在吃飯上，食慾也會因此下降。

避免被動式餵養

　　父母要強化孩子的進食能力。很多長輩幫忙餵養的時候，喜歡把食物嚼碎了餵給孩子。這種被動式餵養的習慣非常不好。在很多情況下，幽門螺旋桿菌就是通過這種餵養方式傳染給孩子的。另外，這種餵養方式還會干擾孩子養成獨立進食的習慣。

設計菜品，吸引孩子自主進食

　　為了引導孩子自己進食，父母要試著給孩子設計菜品。

　　想讓孩子喜歡上食物，就要把菜品設計得更加精美、更加有意思，讓小朋友更容易被吸引。比如小朋友可能對紅色、綠色比較感興趣，那麼家長可以把食物的顏色做成紅色、綠色，讓孩子愛上給他提供的食物。

在菜品設計上也要注意適量，比如孩子每天可以吃半顆水果，不要太多。父母要學會靈活判斷，例如有的蘋果非常大，一小塊就夠了。

蔬菜每天的攝入量按需要而定。我在餵兔兔的時候，發現她不愛吃菜，因為蔬菜太大塊，她不太容易嚼碎，後來我就把菜打得碎一些，把肉打成肉泥，並且適當加入一些蛋黃，確保孩子攝入充足的營養。

8-12 月齡孩子的副食品怎麼添加

鼓勵孩子自己進食

8-12月齡的孩子，要進一步訓練他們獨立進食的能力，讓他們自己用湯匙進食，用杯子喝水。孩子最好每天都跟父母同桌進餐1-2次，這時候，即便孩子把飯菜弄得滿地狼藉，父母也不要斥責孩子，一定要有耐心，要鼓勵他、認可他。慢慢地，孩子就能養成好的進食習慣。

合理搭配

在副食品搭配上，最重要的是合理的多樣化搭配。每天可以攝入兩頓副食品，原則是葷素搭配、軟硬適中、量適度。比如軟飯、麵食，加上50克左右的水果、50-100克的蔬菜、25-50克的肉。而且要注意進食速度，不宜一下子加得過快，另外，也要注意適當地喝水，保證水分的攝入。

有些小朋友不太愛喝水，如果飲食結構也不合理，就很容易便秘。我在門診見過很多孩子三五天都便不出來，有的孩子每星期才排便1次，而便秘會影響孩子的飲食規律和身體狀況。很多父母覺得孩子不愛吃飯，其實是便秘導致。孩子的肚子脹得鼓鼓的，怎麼可能愛吃飯呢？

想要解決孩子便秘的問題，父母需要幫助孩子建立規律的排便時

間，更重要的是幫助孩子集中注意力。有些孩子在排便時喜歡玩，注意力不集中，無法用力，便秘狀況就會加重，所以父母要適度地幫助他。

另外，很多父母為了緩解孩子的便秘問題，給他喝蜂蜜水或者糖水，但這實際上對健康沒有好處，我不主張這種做法。孩子如果便秘，建議適當地喝白開水，不要添加任何東西。

1-3 歲孩子的正餐、加餐怎麼吃

根據《中國居民膳食指南（2016）》，1-3歲的孩子正餐飲用奶的量應該維持在500毫升左右，每天可以加1顆雞蛋、50-75克魚或者肉、50-100克穀物，蔬菜、水果的量可以彈性一些，但還是要以孩子的需求而定。

這個年齡層的孩子可以適度地加餐，比如用牛奶沖泡燕麥，或者用優酪乳製作水果奶昔。優酪乳一般建議用原味優酪乳，加入一些小塊、軟質的新鮮水果。也可以用牛奶和穀物製做米布丁，搭配磨碎或小粒的乳酪、新鮮水果粒、全穀物的薄脆餅乾或者小鬆餅。

最好在正餐中加入一些小塊的牛肉或者雞肉、煮軟的蔬菜等。1-3歲的孩子咀嚼能力仍不佳，所以不宜將牛肉、雞肉做成大塊，以免影響吞嚥。

當然，烤麵包、米糕也是不錯的選擇，可以在上面塗一層薄薄的堅果醬、果醬或是酪梨醬，既營養又美味。

▶ 長高筆記

在給孩子添加副食品之前，一定要根據孩子的年齡層科學地制訂相應的食譜，同時做到循序漸進。

副食品的添加過程要注意：拒絕含糖飲料，不要讓孩子養成對含糖飲料的依賴性。

　　我在門診裡經常遇到一些「矮仔冬瓜」，幾乎是「滾」進我的診室。這些孩子大多數從出生就不怎麼喝白開水，只喝甜口味的飲料，攝入過多糖自然會發胖。

　　拿果汁來說，我不太主張小朋友喝現成的果汁，有些果汁含有可能導致孩子性發育異常、性早熟的添加劑。父母可以讓孩子喝鮮榨的果汁，但最好不要加糖。果汁的飲用量每天小於120毫升，並且只在進餐的時候飲用。

▶ 親子時間

　　根據我們推薦的食譜，給孩子做一頓營養餐。當然，你也可以根據小孩的副食品添加原則，自己創新食譜。

吃飯速度慢，挑食、偏食怎麼辦

　　我們調取了門診六百多例矮小案例進行分析以後，發現60%-70%孩子都缺乏好的飲食習慣。挑食、偏食，成為一個普遍的現象。

　　挑食、偏食不單單會讓孩子現在的發育出現滯緩，更嚴重的是可能對他一輩子的健康造成負面影響。

　　俗語說「三歲看老」，那麼在這個時期養成的健康生活習慣，將讓孩子受益一生。所以，這個時期的父母一定要注意科學餵養，幫助孩子養成健康的生活習慣。

　　那麼，我們會遇到哪些餵養的難題呢？主要有以下三個：第一，吃飯速度慢；第二，挑食、偏食；第三，兩代人的餵養矛盾問題。

孩子吃飯速度慢怎麼辦

　　人類在長期自然選擇的過程中，形成了一個最佳的「進食時間視

窗」──30-35分鐘。超過這個時間，大腦就會跟胃腸道説：「你有完沒完，太慢了。」

在我的門診中，很多父母抱怨説，讓孩子吃飯是一場曠日持久的鬥爭，孩子可以吃上一個多小時，最終父母精疲力竭，孩子還吃不好。其實這也是我們在臨床上經常碰到的小兒進食問題。

有些父母可能認為：「不就吃得慢點嗎？我有耐心。爺爺奶奶都退休了，也有時間陪孩子吃飯。」但實際上，進食慢的負面影響是很大的，既不利於消化、吸收，也不利於培養孩子健康的飲食習慣。

幫助孩子集中注意力

進食慢的解決辦法之一，是必須幫助孩子集中注意力。

有些父母喜歡一邊開著電視一邊吃飯，甚至在餐廳裡裝了電視，還有些父母喜歡一邊看手機一邊吃飯。這些生活習慣對孩子的注意力都會造成巨大的干擾。

孩子的注意力被分散了，不能在吃飯這件事情上集中，自然不可能好好吃飯。所以，在吃飯之前，父母應該儘量減少干擾因素，關掉電視，放下手機、平板電腦等，把注意力只放在吃飯這一件事情上。

把做飯的花樣增多

我女兒兔兔剛開始也不肯好好吃飯，讓她吃飯是一件非常非常困難的事情，所以我就讓她陪著媽媽一起做飯，比如，把菜搗成汁，然後倒在麵粉裡，把麵團捏成各種動物的形狀，做很多花式的小饅頭、小包子。這對她來説是個遊戲，參與感強，就會喜歡這些東西。她會特別標注「這個是我的，這個也是我的」，吃的時候就會搶先把她自己做的先吃掉。這樣一來，我們的戰略目標就達成了。

孩子吃飯時，父母要注意以下5個問題：

第一， 必須限制孩子的活動範圍。儘量讓孩子坐進專用的兒童座椅裡，不讓他滿世界地跑。

我們在現實中經常會看到這樣的場景：爺爺奶奶、外公外婆拿著碗在後面追，邊追邊喊：「寶貝呀，吃飯哪。」然後，小傢伙在前面玩：「奶奶，你快來追我，快來追我。」這樣「你追我跑」的方式，很難讓孩子集中注意力吃飯。

第二，父母不餵飯。必須讓孩子盡可能地養成獨立進食的習慣。

第三，不看電視，不玩電腦，不聽音樂。把這些干擾孩子注意力的因素全部去掉，盡可能地讓孩子全神貫注地吃飯。

第四，掌握幾個花式做飯的技巧。比如把肉做成肉泥；把蔬菜做成蔬菜泥、蔬菜汁；把食物切得更短、更細、更小，適合孩子嚥下去。如果孩子不好好咀嚼，在吞嚥的過程中很容易堵在喉嚨；如果他一邊說話一邊吃飯，很可能會造成誤吸，導致缺氧、窒息的情況。我們的小兒急診室經常會碰到這樣的情況。

第五，吃飯過快、過慢都不好。小朋友一般都不愛咀嚼，有的孩子喜歡玩，可能會狼吞虎嚥，儘快吃完了好去玩耍。進食過快不但不利於消化，增加胃腸道的負擔，還特別容易造成誤吸的問題。

孩子挑食、偏食

挑食、偏食在我的門診是一個非常常見的現象，也是一個非常嚴重的現象。有些小朋友從小就不愛吃蔬菜，只愛吃肉；甚至有些孩子只吃牛羊肉，其他什麼都不吃；還有的孩子只喜歡喝含糖飲料，不喜歡喝水。這都屬於挑食、偏食。

挑食、偏食的孩子因為吃的食物種類比較單一，攝入熱量不足，會造成「隱性營養不良」。這種孩子可能不太瘦，甚至有些比較肥胖，但骨骼發育會出問題。

挑食、偏食會引發嚴重不良後果

引發肥胖

孩子肥胖比成人肥胖更可怕。在我的門診中，像皮球一樣「滾」進診室的孩子並不少見。而且最麻煩的是，這些孩子成年以後很容易得肥胖症、糖尿病、高血壓、高血脂症等疾病。這些疾病低齡化也是我們面臨的一個嚴重的社會問題。

瘦弱、免疫力下降、長不高

由於營養攝入不足、營養不均衡，有些挑食、偏食的孩子特別瘦弱，瘦得跟豆芽似的，而且抗病能力也比較差，容易感冒、發熱、腹瀉等。

我在門診遇到過一個孩子，3個月內發燒了12次。這次燒剛退下去，幾天後又開始發燒了。經過詢問，我發現這個孩子近半年來1公分都沒有長高。原因是什麼呢？他長期挑食，不愛吃菜，不愛吃米飯，導致他很瘦弱、抵抗力差。反覆地感染、發燒，反覆生病，會影響孩子整體的生長發育。

對食物進行改良

如果孩子不喜歡吃蔬菜，我們可以用蔬菜汁；如果孩子不喜歡吃水果，我們可以把水果榨成果汁。總之盡可能地對食物進行改良，讓孩子愛上食物。

另外，從教育理論上來説，孩子的參與感越強，他學習的主動性就會越強。所以父母可以讓小朋友積極參與製做美食的過程，不僅能培養孩子良好的勞動習慣，還能培養參與感，讓孩子對攝取食物的積極性提高。

如何解決食物過敏導致的挑食、偏食

在設法解決孩子挑食、偏食的問題之前，我們首先要分析是什麼原因導致孩子挑食、偏食。除了孩子的飲食習慣問題，還有很大一部分原因是，孩子對某些食物過敏或者不耐受。

有些孩子喝牛奶，或者吃了肉、雞蛋之後，會出現輕微的腹脹、腹瀉，甚至出現皮疹、噁心不適、嘔吐等症狀。這些情況有可能是食物引起的過敏，我們需要進一步檢查，確認孩子對哪些食物過敏。比如對花生、對雞蛋，或對牛奶過敏。確認了以後，讓他適當地迴避這些食物。

當然，我們不能因為孩子過敏就允許他挑食、偏食，因為這會讓孩子攝入蛋白質不足，影響到他的整體營養均衡，進而影響生長發育。對於孩子吃東西過敏的情況，父母應該靈活處理。如果過敏不太嚴重，我們可以想辦法讓孩子慢慢地耐受；如果非常嚴重，需要請營養科的專家參與，專門為孩子制訂一個替代食譜，以保證小孩攝入充足的營養。

不過，嬰兒期會過敏的食物，到1-2歲以後會產生食物耐受性，而不會產生食物過敏。

調和兩代人的餵養衝突

在我的門診裡，經常會看到爺爺奶奶、外公外婆、爸爸媽媽帶著孩子一起來，結果一不小心，就變成家庭衝突集體大爆發，在診室裡吵了起來。這些爭吵，歸根究底都是由於對孩子的餵養方法產生分歧。

比如有些老年人會用「垃圾食品」作為給孩子的獎勵，對孩子說：「你把這些東西都吃完了，我就給你買洋芋片。」孩子肯定喜歡吃好吃的垃圾食品，時間一長就會造成營養不均衡，擾亂生長發育的節奏，要麼很胖，要麼很瘦。

　　還有些老人家燉湯時，會在湯裡加點補品、藥材，但是小朋友不適合吃這些補品和藥材，如果補過頭，很可能引起孩子性早熟。我見過很多小朋友在3-4歲時就出現小乳房發育，這屬於典型的性早熟。還有一些孩子，3歲時的骨齡已經達到6-7歲時的骨齡，都是由於長輩的錯誤餵養方法造成。

什麼方法可以解決衝突

　　推薦4個方法：

　　第一，開家庭會議。爺爺奶奶、外公外婆、爸爸媽媽應該達成統一戰線、達成共識。

　　在孩子的餵養上，一家人要儘量達成一致意見。如果大人們都產生分歧，那孩子更不知道該聽誰的，自然會喜歡吃什麼就只吃什麼。

　　在大多數情況下，父母之間能達成共識，但是長輩卻常常不太配合。比如我們會遇到以下情況：父母好不容易幫助孩子戒掉喝含糖飲料的習慣，結果爺爺奶奶背地裡偷偷給孩子喝。

　　現在的小孩都很聰明，既然父母總是管制，很可能會對爺爺奶奶、外公外婆撒撒嬌，形成破口。一旦撕開破口，將來就會成為一個大的漏洞，孩子也就很難養成好的飲食習慣。

　　而飲食習慣的養成就是健康行為的養成。這個時期，父母對孩子的介入最重要的是形成持久的影響。所以，大人們一定要擁有共同目標，一起幫助孩子培養健康的飲食習慣。

　　第二，及時鼓勵。 為了保證孩子養成良好習慣，我建議為孩子備一本食譜，把他每天吃的食物都記錄下來。當孩子表現好的時候，父母可以給予口頭表揚。

　　第三，不要無原則地寵孩子。在我的門診，有些小朋友一進屋就開始哭鬧，父母為了滿足他，又開始給他吃東西。得逞以後，孩子更加有恃無恐，下一次繼續複製，進入一個惡性循環。

　　我的女兒兔兔曾經也是這樣，在她不會說話的時候她就哭，邊哭邊觀察。當她發現我妥協時，在她的頭腦裡就根植了這樣一個信念 —— 哭是最有效的。所以，每當我不能滿足她的要求時，她就會哭。

　　後來，我覺得不能這麼寵著她，就只是安慰她，不再無原則地滿足她。我覺得她適當地哭一哭也沒關係，有利於增加肺活量。她發現原來哭並不能解決問題，就覺得沒意思，慢慢地也就收斂了。

　　規矩定下來以後，不要輕易主動打破，儘量按照規矩行事。不要因為心軟，而導致孩子在好習慣養成的道路上功虧一簣。

　　第四，父母以身作則。小朋友是以父母為榜樣的，如果父母狼吞虎嚥、暴飲暴食，那肯定很難培養出一個飲食自律的孩子。父母必須有良好的生活習慣，為孩子樹立健康生活的榜樣。

▶ 長高筆記

・吃飯的時間以30-35分鐘為最佳，不宜拖得太長，也不宜太快。

・孩子偏食、挑食必須找對原因，對症下藥，才能更加精準地解決問題。

・兩代人必須統一戰線，在餵養孩子的問題上達成共識。父母要讓爺爺奶奶、外公外婆一起配合，幫助孩子養成良好健康的飲食習慣。

・「知易行難，持之以恆更難」。知道不是最重要的，最重要的是行動。把科學餵養落實到位，才能讓你的孩子真正受益。

▶ 親子時間

　　找到孩子不愛吃飯的原因，然後對症下藥，並試著讓小朋友積極參與製做美食的過程，比如讓他跟你一起捏饅頭。

調整睡眠，抓住最佳生長時間

　　0-3歲的寶寶睡眠時間是很長的，剛開始一天要睡20小時。睡眠對於寶寶的成長非常重要，但很多寶寶會出現睡眠問題，這也是讓父母揪心的困擾之一。

　　為什麼我要這麼強調睡眠的重要性呢？因為許多研究顯示，睡眠品質差的嬰兒要比同齡嬰兒矮。睡眠對於長高具有非常重要的意義。

　　良好的睡眠對嬰幼兒來說，不僅有保障機體復原的作用，還有調控體格生長、增強學習記憶的功能。兒童睡眠不足已成為肥胖的高風險因素，不僅會影響孩子長高，還會引起各種併發症，對兒童學習記憶功能的損傷具有不可逆的影響，對神經系統發育和身體發育也有著很大的傷害。

睡眠如何影響身高（長）

　　在睡眠時，生長激素的分泌量是清醒時的3倍。

　　經過長期對嬰兒24小時的生長激素分泌情況進行監測，我們發現在睡眠狀態下，嬰兒生長激素分泌的脈衝頻率會達到峰值，比平時清醒狀態下要高得多。

　　剛出生的嬰兒每天要睡20小時左右，這就確保了他能分泌大量的生長激素，寶寶的肝臟也能產生更多的類胰島素生長因子，而類胰島素生長因子作用於軟骨，能讓孩子迅速生長。0-3歲的孩子能夠長40多公分，也是以這樣的激素分泌情況來做保障的。

　　確保充足的睡眠，孩子的大腦休息充足，能提高專注力，整個精神狀態也會有明顯好轉。身體得到充分的休息，食慾也會更好。

　　睡眠能幫助孩子的肌肉得到放鬆，也有利於骨骼、關節的整體生長，且能釋放出更多的生長激素同步改善孩子的身體狀況，讓身體得到迅速恢復，幫助更好地成長，這樣才有望長得高。

　　反之，睡眠差，生長激素分泌量就會受到限制，影響孩子長高。

為什麼寶寶總是睡不好

寶寶的睡眠最常見的3大難題：

1. 入睡難。小朋友像個永動機，總是不入睡。

2. 只有大人抱著才能睡，一放在床上就哭。

3. 整個睡眠的週期紊亂，白天睡不醒，晚上睡不著。

睡眠不好的孩子普遍又矮又瘦又小。因為睡眠品質差，導致生長激素嚴重分泌不足，免疫力變弱，容易感冒、發燒，並且易引起一系列其他問題，甚至可能會合併一些新興疾病，最終導致整體生長發育受到影響。

所以特別要提醒大家，孩子睡眠不好的時候，一定要找出是什麼原因引起的。

針對這些情況，我們要「對症下藥」，有針對性地進行處理。

一個典型的情況，就是孩子尿多導致睡不好。我在門診經常遇到小朋友有尿多的症狀，父母必須重視這種情況。如果孩子每天的尿量超過2,000毫升甚至3,000毫升，就要小心是否為尿崩症。這種情況可能是孩子的下視丘腦垂體區域長了腫瘤，或者是外傷引起整個腦下垂體後葉激素分泌不足所導致。這樣的小孩會大量喝水，不斷地想尿尿，嚴重影響睡眠。

另外，我在門診也遇過有孩子由於蟯蟲症，導致肛門周圍在夜裡瘙癢，整夜睡不好。

台灣不少的過敏體質幼兒可能出現久咳、夜咳、鼻水鼻塞、鼻涕倒流、張口呼吸等症狀，會影響到食慾和睡眠，應就醫檢查治療，控致過敏性鼻炎和幼兒氣喘。應對塵?過敏，改善環境減少塵?，除了能減少幼兒過敏，對於睡眠改善、過敏發作程度，以及生長發育都有幫助。

孩子睡不好的情況有很多，父母要注意觀察，必要時可以請兒科醫師進行診斷。

睡多久最有利於長高

給大家推薦一個寶寶的睡眠時長表。

1–36 月齡寶寶的睡眠時長

月齡	睡眠時長（小時）
1 - 2 個月	14 - 20
2 - 5 個月	14 - 18
6 - 12 個月	13 - 16
12 - 36 個月	12 - 14

具體情況因人而異，大致在這個範圍內就可以了。如果孩子睡醒之後精神比較好，食慾也正常，就不要太糾結於少睡了半小時或者多睡了半小時。

小朋友是個永動機，精力有時候會特別好，這時可以幫他營造一個睡眠的氛圍，比如把燈調暗或關閉、放輕柔的音樂等。

比如我發現兔兔喜歡聽網路上的一些故事，到了上床的時間，我就放故事給她聽，小傢伙自然就知道該睡覺了，很快進入睡眠的狀態。

▶ 長高筆記

孩子的睡眠品質對於生長激素的分泌非常重要。不同年齡睡眠的時長各異，如果小朋友睡後精神好、食慾佳，稍微少睡一點也沒關係，父母不用太過糾結。

▶ 親子時間

記錄孩子睡眠的時間從幾點到幾點，是否在大致的範圍內。幫助孩子養成健康的睡眠習慣，在睡眠時把燈調暗或關閉、放音樂或者故事，讓孩子快速進入睡眠狀態。

利用 5 個方法讓孩子快速入睡

經常有媽媽來問我：小朋友睡前洗完澡就比較興奮，或者睡前喝了太多的奶，夜裡經常醒來，影響孩子的睡眠，這種情況怎麼辦？怎樣能讓孩子一覺睡到大天亮呢？

給大家介紹哄孩子快速入睡的5大方法：

1. 洗完澡以後，別馬上哄睡。

2. 清除各種原因導致的睡眠障礙。

3. 合理安排午睡，午睡時間不能太長。

4. 減少睡前的刺激。

5. 固定睡前的流程。

洗完澡怎樣哄睡

小朋友一般都喜歡玩、喜歡磨蹭，比如一邊玩一邊洗澡，洗澡的時間拖很長，因此推遲睡眠的時間。父母需要糾正這種不好的習慣。

最重要的一點是，洗完澡不能立即哄孩子睡覺。因為洗澡之後孩子的體溫較高，邊玩邊洗澡也會處於興奮的狀態，這時候馬上躺下來睡覺，沒有辦法立刻入睡。

另外，洗澡後體溫過高也會抑制褪黑素的分泌，而褪黑素對於促進人的睡眠有很積極的作用。褪黑素缺乏，會直接影響孩子進入深度睡眠的狀態。

所以給寶寶洗澡時要儘量控制時間，比如把洗澡的時間提前1.5小時，孩子洗完澡之後，等到體溫降到正常狀態再睡覺。

有時孩子太睏了，可以適度縮短洗澡的時間，也可用常溫的毛巾敷在孩子的額頭上，降低他的體溫來幫助儘快入睡。

如何清除睡眠障礙

優化與孩子睡眠相關的基礎條件，對於促進孩子的睡眠很重要，比如挑一張好的床墊、一個合適的枕頭。

如何給孩子挑合適的床墊

有些小朋友是和父母一起睡，但大人的床墊一般較軟，容易導致身體下陷，被動彎曲，既不利於脊椎的發育，也不利於身體的健康生長，影響孩子整體的長高速度。

幫小朋友挑床要注意軟硬適中，最好選擇彈簧、乳膠、記憶泡棉等材質的床墊。

如何給孩子挑合適的枕頭

枕頭不合適也會對孩子生長產生負面的影響，讓孩子的頭頸部發育受阻，影響大腦的休息，阻礙生長。

跟爸爸媽媽一起睡，用大人的枕頭高度太高了。原則上，孩子2-3歲時可開始用兒童專用枕，枕頭要薄，硬度適中，不能太硬也不能過軟。

怎麼安排午睡

很多孩子午睡時間太久，導致晚上無法入睡，最終嚴重影響作息規律。

首先，午睡時間不要太長，最好不超過2小時，也可以更短。比如在夏天，我們午睡的時間越長，醒來之後反而會越睏。為什麼呢？因為好的午睡其實僅需要「打個小盹」。成年人一般午睡時間在10分鐘至半小時就夠了，原則上不宜超過半小時；對於小朋友來說，午睡不宜超過2小時。

其次，午睡距離晚飯的時間儘量遠一些，到下午5-6點就別再睡覺

了，否則睡眠節奏會混亂，不僅影響到晚間的睡眠品質，還會影響到孩子的晚餐攝入量。

如何減少睡前刺激

睡前要減少光的刺激，謹記睡前1-2小時關電視。

目前的流行病學調查發現，孩子接觸電視的年齡往往偏小，1-2歲的孩子可能就開始和爸爸媽媽一起看電視了。而這個年齡的孩子視力發育尚未成熟，過早看電視對眼睛的發育是不利的。

另外，長時間接觸iPad、電視、電腦等電子螢幕，也不利於孩子的腦部發育。孩子可能會出現夜裡抽動的現象，睡覺時來回輾轉，夢裡容易驚醒。國外的研究顯示，如果盯著這些螢幕時間太久，孩子甚至可能出現癲癇。

所以，睡前2小時一定要關掉電視，關掉過強的光源，讓孩子充分做好入睡的準備。可以有意識地調暗房間的光線，改用柔和的小夜燈。

有研究發現，如果夜裡開燈睡覺，光的刺激會導致孩子褪黑素的分泌異常，導致性發育紊亂。所以孩子睡著之後，父母也要注意關掉小夜燈。當然，小朋友可能會怕黑，在這種情況下，我們可以先把夜燈開著，等他睡著以後再關掉。

怎麼減少消化刺激

晚餐不宜過飽。睡前1小時要注意兩點：1.不要讓孩子喝甜飲料，不要進食糖果；2.不建議睡前喝太多奶。

吃得太飽、喝太多的飲料或者奶，容易導致一些危險的狀況，比如溢奶或吐奶、嗆奶、嗆咳等。另外，孩子在晚上整體的新陳代謝會下降，本來就不需要攝入過多的營養。

1. **睡前不喝飲料**：晚上睡覺前喝太多甜飲料，會引起血糖快速升高，抑制生長激素的分泌。
2. **睡前禁止進食**：睡前進食容易導致小兒食積（消化不良），食積以後腹脹，會影響整體的睡眠品質。另外，睡前吃太多東西會促進胰島素分泌，打亂生長激素分泌的規律，最終影響到孩子長高。

怎樣減少精神刺激

孩子睡覺前可能會特別喜歡玩。比如我女兒兔兔睡覺之前就特別愛鬧，她會讓我幫她以兩手扛地倒立，然後再幫她轉圈圈。一套動作下來特別興奮，大喊大叫，之後她就很難睡著了。

如果孩子在睡前玩得比較瘋，很容易引起整個身體的神經興奮，進而影響正常的入睡。愛玩是孩子的天性，大部分孩子都像個永動機，如果我們不加以介入，他可以玩一整夜也不願意睡。所以，父母需要有意識地引導孩子躺在床上，有些孩子輕輕地把他按倒後，他就會慢慢安靜下來，沒過多久就能睡著了。

培養睡前儀式感

固定睡覺前的流程，增強儀式感，時間和流程要固定化，這樣有助於培養孩子對睡覺的條件反射。比如「洗澡了、「刷牙了」、「尿尿了」都能讓孩子有儀式感，要讓孩子明白，到這個時間他就得完成這些動作，然後進入睡眠。

父母要儘量幫助孩子好好入睡，比如調暗房間的光線，有節奏、有規律地輕拍孩子，或者給孩子唱催眠曲、講故事。比如我偶爾會給兔兔唱催眠曲，她有時候喜歡聽故事，我就講點我小時候出糗的故事，她很快就會睡著了。

用舒緩的聲音幫助孩子進入睡眠。等到孩子睡著了就熄燈、關掉

音訊，讓孩子進入安穩的睡眠狀態。這是父母每天要跟孩子同步完成的睡前流程。父母不能一邊看電視或做工作，一邊要求孩子去睡覺；而是先跟孩子共同把睡前流程做好，等孩子睡安穩了，再安安心心地工作。

小竅門

我總結了為女兒兔兔講故事的幾個作用。

一是傳遞潛在的信號，告訴兔兔該睡覺了。它能暗示孩子的大腦，引導孩子入眠。

二是增進與孩子情感聯繫的一種非常好的工具。

三是一個趣味學習的工具。我剛開始也沒注意到這點，後來發現她聽著聽著，時間長了，有時候突然就會蹦出來一個新詞，而這些詞我並沒有專門教過她。比如「狂風暴雨」這個詞，對於一個3-4歲的孩子來說是個比較複雜的詞，但她有一次忽然說出來。我聽到之後感覺非常不可思議，我想這個詞一定是她在聽故事過程中慢慢學會的。

每天哪怕只跟孩子講20分鐘的故事，孩子的語言能力、表述能力、演講能力都會有非常好的提升，對孩子的成長是非常有助益的。

為什麼孩子必須和父母分開睡

很多父母都諮詢過我這個問題，說他們感到非常苦惱，因為小朋友到了5-6歲甚至7歲，還沒有跟他們分床睡，導致現在很難養成好的睡眠習慣。

所以，儘早和孩子分床睡非常重要。如果孩子到了好幾歲都沒有和父母分開睡，那麼不利於培養孩子獨立的習慣。另外，早點和父母分開睡，也是為了孩子的身體健康，因為孩子和父母一起睡覺時，父母呼出來的二氧化碳可能會被孩子吸入，對孩子的身體成長並不好。

一般我建議3個月齡後，孩子要和父母分床睡，3個月至2歲，孩子

和父母同房不同床。

另外，嬰兒床最好要靠著爸爸睡的一邊。因為如果嬰兒床靠著媽媽睡的一邊，孩子能聞到媽媽的氣息，夜裡會經常哭鬧，要喝夜奶。如果靠著爸爸，不僅有利於孩子斷夜奶，也有助於父親跟孩子加強精神聯繫。

2歲以後，要開始訓練孩子跟父母分房睡。當然，這是個循序漸進的過程，假如孩子習慣了和爸爸媽媽一起睡，突然一個人睡難免會抗拒，爸爸媽媽可以慢慢地培養讓孩子獨睡的目的。

不要強行逼孩子一個人睡，因為小朋友特別怕黑，黑屋子會刺激到孩子，讓他因為恐懼而無法入睡。

如果孩子小時候一直是和爸爸媽媽同床睡，在讓孩子獨睡之前，可以先從分床睡開始過渡。在爸爸媽媽的床旁邊，給孩子準備一張他喜歡且舒適的小床，然後逐漸分開距離，為分開睡做好準備。

在正式分房睡之前，跟孩子做好溝通。爸爸媽媽可以通過小故事、繪本之類的向孩子傳達「大孩子應該要自己睡」的觀點。剛開始分房睡時，有些孩子可能會感到恐懼或者不適應，爸爸媽媽可以在入睡前多陪他一會兒，放音樂、講故事，等孩子睡著了以後，再把夜燈關掉，離開孩子的房間。

另外，應該提前跟孩子說，有什麼情況爸爸媽媽會立刻出現幫助他，讓他能夠安心入睡，即使半夜醒來，也不會因為爸爸媽媽不在身邊而害怕。還有，睡前儘量少喝水，這樣可以減少孩子因為要上廁所而夜尿的頻率，讓孩子一覺睡到天亮。

當然，也有一些特殊情況需要家長特殊處理。比如孩子生病需要陪伴，那麼你就可以暫時和他一起睡，陪伴他。

但是，父母最終的態度還是要堅定。很多父母告訴我，原本已經跟孩子說好分房睡了，結果一段時間之後，孩子突然又要和爸爸媽媽一起睡，甚至可能會半夜跑到爸爸媽媽床上賴著不走。遇到這種情況，很多爸爸媽媽都會心軟，就跟孩子妥協了，結果每次分房睡都以

失敗告終。

　　所以，建議父母必須下定決心，不能太心軟，而是應該溫柔堅定地向孩子表明，爸爸媽媽想自己睡，寶寶也應該自己睡，不要讓之前所做的努力前功盡棄。

▶ 長高筆記

　　建立儀式感，慢慢地幫助孩子養成準時入睡的好習慣。如果孩子睡眠出現問題，一定要幫他找到睡眠問題的原因，然後有針對性地解決。

▶ 親子時間

　　記錄孩子睡眠的流程以及整體狀態。如果孩子總是睡不好，就應該找出原因，有針對性地處理，幫助孩子更優質、更高效地入睡。

睡不好、夜裡抽動，如何改善睡眠品質

　　好不容易讓孩子睡著了，但是也不能保證他一定睡得好。夜裡容易醒來、踢被子等，都會導致孩子睡不安穩，而這些對於長高也是十分不利的。

　　孩子睡不好的表現一般有5種。第一，夜裡容易驚醒；第二，踢被子；第三，打鼾；第四，睡眠的時候經常抽動、亂動；第五，嗜睡。

怎麼解決夜醒問題

　　首先要找到孩子夜醒的原因，一般有4種情況：

1. 房間過冷或者過熱，被子太薄或者太厚，都會讓孩子睡得不舒服。大部分父母都有體會過，孩子睡覺時會滿頭大汗，這很可

能是房間太熱導致。當然，孩子容易出汗也可能由於缺乏維生素D，但大部分情況下，都是因為室內溫度太高而引起。小朋友本身的軀幹溫度會比較高，所產生的熱量也會比較多，所以會滿頭大汗，這是一種正常的生理現象。

2. 饑餓。

3. 大小便，換紙尿褲。

4. 生病，例如腸胃不適、發燒等。

那麼，怎樣根據具體情況應對寶寶夜醒的問題呢？有兩個辦法。如果孩子總是低聲呻吟，有吮吸反應，先不著急，不妨先觀察有什麼新的變化。一般來說，不插手，旁觀就可以了。

如果孩子大聲哭鬧，家長可以給予適當的安撫，要是孩子能慢慢地入睡，說明還不餓。如果孩子真的餓了，家長即使安撫、輕拍也是沒用的，必須適度地餵奶。

這裡要補充一點，不要讓孩子養成邊吮吸乳頭邊入睡的習慣，這對孩子的牙齒、口腔衛生都不好。孩子如果不吮吸了，媽媽可以轉轉乳頭；如果他還是不吮吸，就要把乳頭抽出來，讓孩子進入睡眠狀態。入睡之前一定要幫他拍嗝，避免嗆奶。

定時夜醒如何扭轉

孩子總在夜裡的同一時段醒來，在這種情況下，我們可以用定時的「喚醒法」來幫助他。

具體做法也很簡單，你可以記錄下孩子每夜醒來的時間，然後在下一次，提前半小時把孩子叫醒，對孩子進行適當的安撫和拍打，讓孩子重新進入睡眠的狀態。

這樣做是為給孩子重置睡眠時間。

一般堅持2-3個星期，就能幫助孩子解決夜裡定時醒來的問題。如果還是沒有效的話，再找其他方面的原因，或者到醫院檢查孩子是否有其他疾病。

如何避免踢被子

我女兒兔兔睡覺的時候，會經常把被子踢下床，然後開始滿床翻滾。很多小朋友都會出現這種情況，所以我們要先找到孩子踢被子的原因。

小朋友踢被子最常見的原因有3個：一是被子蓋得太厚；二是睡前喝水太多，想上廁所；三是孩子的神經發育還不是特別成熟，在夜裡受到刺激會特別興奮，容易無意識地踢被子。

踢被子容易讓孩子著涼，所以我們要想辦法幫助孩子解決這個問題。有幾個簡單的建議。

1. 準備兩邊有拉鍊的睡袋，適當地保護孩子，防止他踢被子。而且睡袋一般不會太厚，能夠讓孩子睡得更舒服。
2. 讓孩子穿厚度合適的小肚兜、背心，這樣即使孩子踢了被子，也可以防止他著涼。
3. 靈活處理。比如兔兔媽給兔兔找了一個長睡衣，旁邊還有拉鍊，這樣即便孩子把被子踢了，也不容易著涼。

睡覺打鼾怎麼辦

小朋友打鼾是一個常見的現象，如果比較嚴重可能出現大腦缺氧，危害到孩子的智力發育，影響長高。

針對打鼾，一定要弄清楚是什麼原因。不同的疾病和狀況，都可能會引起孩子打鼾。常見會引起打鼾的疾病有腺樣體肥大、扁桃體肥大、過敏性鼻炎等，父母應該帶孩子去醫院做進一步的檢查，確認病因。特別提醒，如果每週超過3個晚上都出現打鼾，建議父母一定要帶孩子到專科醫院做進一步檢查，排除一些危急的情況，不要覺得打鼾是正常情況而延誤就診。

睡覺抽動怎麼辦

我們要先清楚孩子睡覺時為什麼抽動，一般都離不開以下原因：

1. 淺層睡眠的時候，小朋友的手腳會不由自主地抽動，甚至全身輕度抽動。這是一個正常的生理現象。

2. 由於缺乏維生素D，整個肌肉神經的敏感性會增加，稍微一刺激就會有抽動的情況。在這種情況下，如果及時補充維生素D、鈣，可以明顯地緩解孩子的抽動。

3. 溫度過低、光線刺激、雜訊刺激，都會影響孩子的睡眠，導致抽動。這時候只需要密切地觀察，如果沒有經常性地發展下去，一般不會有太嚴重的問題。

如果孩子持續地抽動，並且有加重的趨勢，可以到神經科做腦電圖檢查，排除孩子有沒有癲癇方面的問題。

孩子白天嗜睡怎麼辦

如果孩子夜裡睡覺品質不高，白天出現了嗜睡、記憶力下降、表情木訥、不愛積極參加集體活動的情況，也需要專門去檢查一下，是不是有缺氧和其他疾病的因素。

▶ 長高筆記

積極地觀察孩子的睡眠情況，看他晚上是否睡得安穩、第二天精神如何。如果發現有問題，要找出導致孩子睡眠品質欠佳的原因，及時進行調整。

▶ 親子時間

請大家比照前面說的睡不好的5大原因，給孩子的睡眠情況做好記錄，了解孩子的睡眠狀況。

如何輔助孩子運動，讓個子快快長高

習慣運動的孩子比不愛運動的孩子成年後的身高要高2-3公分。不僅如此，對0-3歲的孩子來說，運動除了能幫助長高，還能促進大腦發育。

有些孩子到了10個月還不會站，15個月還不會走，父母就特別著急，懷疑孩子是不是有什麼問題。其實運動是一個循序漸進的過程，要讓孩子一步一步去適應。

嬰幼兒的運動分3個階段：

第一個階段：翻身。

第二個階段：坐、爬。

第三個階段：從爬慢慢過渡到站和穩定地走路。

翻身階段的輔助運動

在正常情況下，新生兒一般可以抬頭穩定1-2秒鐘；3個月可以穩定地保持抬頭；6個月可以雙手撐住坐一下子；7個月可以翻身；8個月已可以爬行；9-10個月能夠在照顧者的輔助下站立；11個月可以穩定地站一下子；到15個月之後，就能穩定地走路了。

當然，每個孩子的情況都有所差異，以上是大致情況。

6個月後進入翻身階段，照顧者可以輔助孩子每天持續性地做1-2次的四肢屈伸運動，促進小朋友肢體運動（指肢體、軀幹的動作）的發育。

在輔助孩子運動的過程中，最重要的原則是循序漸進。比如，小朋友先是從仰臥慢慢到側臥，然後是俯臥，這樣自如地連貫起來。一步一步地幫助孩子動起來，這樣簡單的動作就能很好地促進小朋友肢體運動的發育，並且改善全身血液循環。

照顧者可以在孩子做運動的同時，輕輕地用聲音來提醒孩子，比如「寶貝，我們把手舉起來吧」、「我們現在要伸腿囉」、「我們來

翻個身吧」……讓孩子慢慢地找到聲音跟運動的相關性。

坐、爬階段的輔助運動

俗語說「七坐八爬」，七八個月大的孩子最好每天能夠持續5-10分鐘的爬行。父母要幫助孩子慢慢地適應爬行，先輔助孩子保持穩定地抬頭，接著進行雙上肢、雙下肢的移動。

我建議父母試著用玩具或者其他的東西來吸引小朋友的注意力，讓孩子從被動運動到主動運動。

你可以把一個有顏色的玩具放在他的前面來吸引他，他會單手撐著，另一隻手去抓你手裡的玩具。通過這種引導，可以讓孩子更協調地運動，「抓玩具」的動作還能夠幫助小朋友的手進行精細的活動。此時，你可以慢慢地移動手裡的玩具，引導孩子主動地去追蹤玩具。

這種訓練方法能夠鍛鍊孩子手、腳的協調性，以及眼睛、手的協調性。適度加強下肢的力量鍛鍊，能保證孩子將來養成更好的運動習慣。

在我的女兒兔兔的成長中，我特別喜歡跟她一起爬行。對這個階段的小朋友來說，爬行是一個非常好的運動形式。通過爬行，小朋友能夠更好地了解、探查世界，激發他們的好奇心。

站立、行走階段的輔助運動

10個月的孩子可以在照顧者的幫助下站立；11個月大多能穩定地站立；到了15個月，可以進入穩定地走的階段了。

為了鍛鍊孩子走的能力，照顧者可以增加運動的形式，比如吹泡泡，讓寶寶去追泡泡；還可以慢慢過渡到給寶貝扔皮球，扔到1-2公尺之外，讓寶貝自己去撿。

另外，躲貓貓也是一種很好的方法。你可以躲在沙發後面，讓孩子循著聲音來找你。

　　等孩子習慣走路之後，你可以進一步幫助他進行蹦和跳的訓練，這能夠增強孩子的「感覺統合」（以視覺、聽覺、味覺、嗅覺、觸覺等從環境中獲得資訊輸入大腦，大腦再對其資訊進行加工處理，然後做出適應性反應的能力，這個過程稱為感覺統合）。

　　比如引導孩子模仿兔子跳，能夠幫助孩子提高下肢運動的能力，以及手腳協調的能力，這其實也是很好的感覺統合訓練。在輔助孩子走路的過程中，照顧者要掌握一個重要的原則：此時孩子是沒有安全意識的，所以孩子走路的時候，照顧者一定要全程陪伴，而且要幫助孩子做好防護，防止摔傷。

　　另外，我建議父母在輔助孩子走路的同時，試著幫助孩子培養安全意識。比如，我女兒兔兔當時特別喜歡翻書，我就讓她自己翻書，主動去找她喜歡看的圖，再通過講故事配合起來，為她上「安全課」。

▶ 長高筆記

　　父母在寶寶0-3歲的時候，要協助他慢慢嘗試更多的運動形式。

　　不同的時期，不同的發育階段，手腳協調、肌肉發育的情況不同，整體上會有所差異。由於家裡的環境、教養方式不同，小孩運動開始的時間也可能有差異，一般來講，差異只要不超過2個月都是可以接受的。通過正確的引導和輔助，完全可以幫助孩子更好地開發他的運動能力，父母不用著急。

▶ 親子時間

　　請父母選擇一種運動項目，比如跟孩子一起爬。再準備一個本子，記錄下孩子的成長，比如什麼時候能抬頭、坐、爬，把每天的運動時間記錄下來。

　　有些父母經常向我諮詢他們孩子的情況，但是缺乏視覺化的成長記錄，所以我建議大家做記錄，這是一本非常溫馨的成長記憶。

維生素 D 促進長高，怎麼補充最科學

對於3-18個月的孩子來說，缺乏維生素D是最常見的現象。尤其秋冬季可能日照不足，而曬太陽能夠促進人體合成維生素D，如果光照不足，自然會導致維生素D的缺乏。梅雨季節時日照不足，也會導致孩子缺乏維生素D，提高引發佝僂病的機會。

現在，雖然嚴重的佝僂病並不常見，但是因缺乏維生素D而導致孩子生長發育遲緩，仍是很常見的。所以，幫助孩子正確地補充維生素D，對其身體有非常重要的作用，尤其能促進孩子骨骼的發育。

如何補充維生素 D 最有效

在門診，經常會有家長憂心忡忡地問我，孩子從出生到現在天天在補鈣，為什麼還會出現佝僂病呢？

在這裡，我想特別強調曬太陽的好處。

很多父母不讓孩子外出曬太陽，錯誤地認為孩子越白越漂亮，越白越健康。實際上，我們體內90%以上的維生素D是通過太陽光的照射獲得，其餘則可透過某些食物補充，而維生素D能幫助我們促進鈣的吸收，有利於整體生長發育，尤其是骨骼的生長發育。

許多父母還會陷入另一個誤解：擔心孩子缺鈣，所以拼命給孩子補鈣，覺得這樣就夠了。實際上，維生素D是促進鈣吸收的關鍵因素，如果維生素D不足，補再多的鈣也無濟於事。

鈣是我們骨骼的重要成分，如果缺鈣的話，就會影響到我們骨骼的發育。個子高的人腿長，就是因為他的長骨在生長，而鈣在長骨的生長中起了非常重要的作用。所以，我們必須攝入足夠的鈣，才能讓骨頭長得更結實，身體更茁壯。

如何科學地曬太陽

時間和頻率

台灣約在北緯22度至25度之間，緯度較低。根據衛生福利部國民健康署建議，在未塗防曬品的情況下，每週至少2-3次將臉部、手臂及手掌接受日曬10-20分鐘。雖然多篇國外研究認為中午前後2小時為曬太陽最佳時段，但台灣中午太陽炙熱，且0-3歲的嬰幼兒皮膚比較嬌嫩，可避開上午10點到下午2點之間，以免被強烈的日光灼傷皮膚。

曬太陽的裝備

很多父母會有疑問：孩子出去曬太陽會不會容易被灼傷？需不需要防曬衣、防曬霜？我建議一般穿著即可，皮膚暴露的面積要大，不必穿防曬衣。

分享一下我的一個故事。2008年春天，我在美國密西根大學讀書。那時候，天朗氣清、風和日麗，我經常看到草坪上點綴著許多白點，走近一看，原來是年輕男女們全趴在草地上曬太陽，衣服穿得很少，曬完正面曬背面。其實，這就是最好的補充維生素D的方法。

另外提醒，沒有必要塗防曬用品或者戴墨鏡。父母可能會特別擔心孩子被日光灼傷，所以嚴陣以待，一定要給孩子塗上防曬乳、戴墨鏡。但事實上，塗上防曬用品後，孩子很可能就無法接受足夠的紫外線，沒辦法讓體內產生更多的維生素D。我常常跟父母說，小朋友比我們想像的堅強得多，不要過分照顧，溫室的花朵是長不結實的。

當然，如果陽光比較強烈，可以給孩子戴上有帽簷的帽子。如果孩子覺得熱、出汗，就到樹蔭下待一下子。所以，有樹蔭的公園或者廣場，就是很好的曬太陽場所。

曬太陽的衣著和防護

衣著	防護措施
①因應季節日常穿搭即可 ②皮膚暴露面積大 ③不要穿防曬衣	①不塗防曬用品 ②不戴墨鏡 ③帽子有帽簷

一定要到戶外

冬天戶外風大、溫度低，可以在家裡隔著玻璃曬太陽嗎？很多父母都認為，隔著玻璃曬太陽肯定也能起作用，因為曬一下子全身就暖和了。但事實上這是個誤解，因為玻璃會把紫外線裡的UVB波段過濾掉，所以隔著玻璃曬太陽無法促進我們的皮膚合成維生素D，必須到戶外去曬。

曬太陽的適宜時間

春秋季	9：00 左右
夏季	8：00 左右
冬季	9：00 - 10：00 左右
全年	16：00 - 17：00 均適宜 避免 10：00 - 15：00

▶ 長高筆記

體內所需要的維生素D高達90%是透過曬太陽合成的。父母在帶孩子曬太陽的時候，要避開上午10點至下午2點，在陽光充足但不強烈的時間到戶外去。

曬太陽時要盡可能地暴露皮膚，不過分遮擋。如果時間過長，可以適度地加強防護，以免被太陽光灼傷。在這個過程中，孩子如果出汗了，要到陰涼處適當補水，以免出現缺水或者灼傷的問題。

▶ 親子時間

　　每天帶孩子出門曬太陽，珍惜大自然對我們無私的饋贈。

胎兒小於妊娠年齡如何完成追趕生長

　　一出生就特別瘦小，發育比同齡的孩子慢的嬰兒，我們叫胎兒小於妊娠年齡（SGA），甚至有的孩子出生時低於1,000公克。遇到這樣的孩子，很多父母都會特別揪心，擔心孩子會出現什麼問題。但一般在新生兒加護病房（NICU）兒科醫師的努力下，這些SGA的孩子都能實現追趕生長，非常健康地長大。

胎兒小於妊娠年齡的判斷標準

　　SGA的判斷標準是多方面的。首先，可以從體重上進行判斷；其次，參照SGA的常見臨床表現來判斷；最後，是根據孩子的生長週期進行衡量。

從體重上判斷

　　先看孩子出生時是否足月，如果足月，我們要關注孩子的出生體重。看出生時的體重是否低於同胎齡、同性別、同種族的平均體重第10百分位。我在本書的附錄中為大家提供了一個衡量孩子體重的百分位數值表，大家可以根據表格進行判斷。

　　還有一種簡單的判斷方法，就是看孩子出生時的體重是否低於2,500公克。一般足月出生的孩子，如果體重低於2,500公克就屬於SGA。

從外表判斷

SGA一般會顯得比較瘦小，伴有皮膚鬆弛，容易脫屑。有些孩子會出現典型的面部萎縮或者乾癟情況，有些則臍帶較細。

這樣的孩子胃口往往比較差，有些孩子整體的大動作發育、肢體動作發育、整體行為方面發育都會比較慢。

觀察時間節點有哪些

對於SGA，觀察的關鍵時間節點主要有3個：一是6個月齡，二是1歲，三是2歲。

在北京協和醫院，從1986年到1989年對121例SGA進行了追蹤調查。我們發現最初的6個月裡，SGA往往會儘量地追趕。普通孩子6個月的生長速度是16-18公分，而SGA的生長速度能達到20-22公分。到6月齡的時候，大概有64%的SGA能實現追趕生長，身高（長）達到第10百分位。到2歲時，有大約85%的SGA生長速度能夠追上來，但還有將近15%的孩子無法達到正常身高（長）。

如果到了2歲，孩子的生長速度還沒有追上來，就要到醫院找專科醫師就診。3歲左右如果生長速度還是不理想，就要進行適度介入。

這段時間的追趕生長，對孩子未來的成長有非常大的作用，而且對未來會不會出現一些其他的代謝性疾病，有一定的預示意義。

北京協和醫院一直留存著1949年前的病歷，所以院內一位教授把1949年前在北京協和醫院出生的SGA病歷都找出來，並且和他們50歲、60歲甚至80歲時的病歷做了研究和分析。

研究者通過分析病歷，並且對其中一些人進行體檢，做腰圍、體脂的測量，最終發現一個普遍的現象：SGA到了60歲以後，得失智、肥胖、糖尿病、高血壓、高血脂症的風險遠遠高於普通人。

這個研究說明，孩子在胎兒期如果營養不良、生長遲滯，會留下一個印記，在成年以後，更容易得代謝性疾病。

注意事項

發現孩子屬於SGA後，很多父母就會特別焦慮，拼命地給孩子補充營養，但很可能會矯枉過正。

對於SGA來説，在追趕生長的過程中要特別注意一點，就是不能為了加速生長，而造成營養過量、體重增長過猛。因為體重增長過猛會導致孩子出現胰島素抵抗，將來增加患代謝性疾病的風險。所以我們必須合理地幫助孩子實現追趕生長，而不是迅速地把他催成一個小胖子。一旦催成小胖子，對孩子整體健康是不利的。

父母可以在新生兒醫師、營養師的指導下，幫助孩子強化營養，除了純母乳外，還要補充特殊的配方奶粉。

父母要注意定期檢測孩子的身高（長）和體重，以3個月、6個月、9個月、12個月、2歲、3歲為節點，及時監測孩子的生長速度，並且對孩子的體脂率進行測量，避免出現體脂堆積、長得太胖的情況。

什麼情況下該求助醫師

如果孩子到2歲時生長還沒有追趕上，就要去醫院就診檢查了。必要的時候，要在醫院做生長激素興奮試驗，或者進行一系列的其他檢查，對孩子的整體身體狀況進行客觀評估。

這樣的孩子往往伴隨著大動作發育遲滯，所以家長一定要鼓勵孩子積極地參加有氧運動，比如快走、慢跑、跳繩等，同時可以加入一些讓手腳協調的運動。如果是女孩，可以帶著她一起跳一些簡單的舞蹈；如果是男孩，可以帶他玩皮球、玩遊戲，鍛鍊孩子的手腳協調能力。孩子手腳越協調，大腦發育就會越好。而且對孩子來説，適當的運動可以避免將來發胖，以及出現代謝性疾病，對健康有非常積極的作用。

SGA孩子因為將來患代謝性疾病的風險增加，所以這個時期飲食上一定要注意低油、低脂、低糖，多吃蔬菜。通過均衡飲食，養成健

康的生活習慣，能有效幫助小孩降低成年後患代謝性疾病的風險。

另外，這類孩子的胃口往往會特別差，稍微吃一點就容易消化不良，所以父母需要幫助孩子促進腸胃蠕動，比如吃完飯之後帶孩子進行適當的活動，促進消化，還有儘量在菜式上下功夫，幫孩子逐漸改善胃口。

▶ 長高筆記

對於SGA，2歲時如果能實現追趕生長，那麼以後很有可能會擁有理想的身高（長）。父母要注意的是幫助孩子養成健康的生活習慣，減少高油、高鹽、高糖的飲食，避免孩子營養過剩，降低孩子成年之後患各種代謝性疾病的風險。

如果孩子在2歲前沒有實現追趕生長，那麼父母要及時帶孩子到醫院找專科醫師進行進一步檢查，尋找相應的原因，進行有效的介入。

▶ 親子時間

對於SGA，父母一定要做好孩子身高（長）、體重的監測，尤其在6個月、1歲、2歲的關鍵時間節點，並且對照兒童身高（長）、體重百分位數值表進行判斷，看孩子是否正常生長。

同時，一定要幫助孩子養成健康的生活習慣，包括飲食、運動等，激發生長潛能，讓孩子用後天的努力彌補胎兒期營養上的不足，健健康康地成長。

3歲之前能用藥物來幫助長高嗎

　　對於一些由於缺乏生長激素而導致矮小的孩子，我們一般在經過評估之後，會利用生長激素進行治療。很多家長也知道，生長激素可以促進孩子長高，所以有些家長在孩子不到3歲時，就來醫院請求醫師，要求給孩子注射生長激素。

　　那麼我們就來了解一下，對於0-3歲的孩子來說，生長激素到底應不應該用。

　　另外，3歲之前的孩子在使用藥物方面，應該注意些什麼？

荷爾蒙都是有害的嗎

　　大家對於荷爾蒙有很多誤解，最常見的誤解是一聽荷爾蒙就覺得是個壞東西，會導致人長胖、股骨頭壞死、性早熟等問題。

　　事實上，荷爾蒙對我們也是有一定幫助的。

　　在這裡，我們只簡單介紹兩種荷爾蒙：類固醇和生長激素。

　　類固醇能幫助我們治療一些很兇險的疾病。最常見的類固醇有氫化可體松（Hydrocortisone）、地塞米松（Dexamethasone）等，可能大家在遇到過敏、發燒、風濕免疫性疾病的時候，醫師都會給開這些藥，用來抑制人體反應，緩解症狀。

　　對於很多個子偏矮的孩子，醫師會讓他們注射生長激素。那什麼叫生長激素呢？

　　人體內的生長激素是由腦垂體分泌的，能直接刺激骨骼的生長。孩子要長高，主要靠上肢骨、下肢骨等長骨的不斷增長。我們之前介紹過，長骨的末端有個生長板，叫生長板。生長板中有許多軟骨細胞，在生長激素的作用和刺激下，軟骨細胞不斷分裂、增殖，分泌膠原基質，然後鈣化成骨。簡單來說，我們長高離不開生長激素的作用。

生長激素製劑的臨床應用已經有四十多年了，全稱叫「基因重組人類生長激素」。對於適應症的孩子來説，它的效果很好。許多由於缺乏生長激素而導致矮小的孩子，在使用生長激素之後，達到了理想的身高。

所以説，荷爾蒙並不一定都有害處，只要用對了地方，就能起很不錯的效果。

如何正確地使用生長激素

類固醇的正面作用是幫助我們治療哮喘、過敏、免疫性疾病等常見病；負面作用是如果長期使用，會抑制孩子長高。有些孩子一旦使用這類荷爾蒙以後，整體的生長速度就會下降。

我常常在門診碰到各種因為濫用荷爾蒙導致孩子發育紊亂的例子。比如，有些孩子診斷出紅斑性狼瘡，這個病很兇險，必須用類固醇來抑制。而小朋友使用類固醇以後，整體發育速度就慢下來了，還會導致發胖，到了12-13歲，個子比同齡孩子矮一大截。

遇到這種情況，父母往往非常著急，甚至很多父母來到我的門診時，一進診室的門就跪下，哭著問我能不能幫孩子長高。我跟這些父母説要先把原發病穩定下來，治好以後，才能考慮用生長激素治療。

還有一種疾病在門診也經常會遇到，名為「先天性腎上腺增生症」，其中最常見的是21羥化酶缺陷症，是一種常染色體隱性遺傳病，會導致腎上腺皮質激素合成不足，從而出現腎上腺代償性的增生。增生以後，它會分泌過量的雄性荷爾蒙。

有這種疾病的孩子，往往腎上腺皮質功能不足，同時，腎上腺來源的雄性荷爾蒙分泌增多。女孩會男性化，男孩會性早熟。如果我們不用類固醇來抑制，孩子到了11-12歲，生長板可能就會閉合，長不高了，所以必須用類固醇改善他的腎上腺皮質功能不足，抑制腎上腺皮質增生，減少腎上腺來源的雄性荷爾蒙，並全面改善這位孩子的生活品質，才能幫助孩子未來的身高。

　　總之，孩子是否應該打生長激素、什麼時候打，都需要由專業的醫師進行綜合性評估和判斷，千萬不能自作主張。

　　所以，對於有特殊疾病的孩子來說，生長激素的使用原則，是先治療原發疾病，再尋求長高的方法，而且必須到醫院做進一步的檢查，確定病情，穩定情況，再判斷是不是可以開始相應的生長激素治療。

　　我們也會跟兒科風濕免疫病的專家進行進一步合作，希望對於這樣的孩子，能夠改善他們的生活品質，並改善其生長發育情況，讓他們擁有更好的未來。

生長激素打不打

　　很多父母來門診會跟我們說：「醫師，我的孩子特別矮，要用生長激素，聽說你們的生長激素非常有效也非常安全，我要求馬上進行生長激素的治療。」

　　還有一次，一對父母帶著孩子來到我的診室，這個孩子3歲才85公分。父母心急如焚，說他們個子都矮，吃盡了苦頭，不能讓孩子輸在起跑線上，要求我現在必須給孩子注射生長激素。

　　我通過一系列檢查，給這個孩子做了評估，結論是孩子非常健康。之後又了解到，孩子的父母都是14-15歲開始發育的，屬於青春期比較遲的類型。所以，我又讓孩子拍監測骨齡的X光片，結果顯示孩子的骨齡連2歲都不到。

　　按照標準，2歲的骨齡長到85-87公分就夠了，而且經過詢問，發現他一年能長6公分，這說明他的生長速度是很正常的，只是青春期比其他孩子稍微遲一些，但並不影響最終身高。

　　所以，我給孩子父母的建議是，不用急著進行荷爾蒙治療，要先從健康的生活習慣做起，養成好的習慣，以後的身高通常不會出問題。

怎樣判斷是否該打生長激素

我們在門診甚至遇過這樣的情況：有的孩子出生之後連滿月都還沒到，父母就抱來了，說他夫妻倆都矮，所以希望孩子快點長。

由於個體的發育差異非常大，0-3歲不建議注射生長激素，也不建議小朋友太早去檢測生長激素。因為孩子體內的荷爾蒙調控體系一般要到4歲左右才能完全成熟，在4歲之前，如果給他做與荷爾蒙有關的激發試驗，有可能會出現假陽性、假陰性等錯誤的結果，影響正常判斷。

所以，我不建議一開始就考慮用荷爾蒙來介入孩子的生長發育。參考前文提到的內容，我們還是先從飲食、睡眠、運動、預防疾病，還有養成健康的生活習慣等方面著手，同時加強監測，了解孩子的整體生長速度，讓孩子健康茁壯地成長。

一定要記住，培養好習慣比打針更重要。

對孩子最好的投資，就是幫助孩子養成一個健康的生活習慣，比如讓孩子熱愛運動、好好吃飯、按時睡覺等。這些都是小朋友生長發育最基礎的條件，基礎打扎實了，孩子將來就能長得更高。

等到孩子3-4歲時再進行綜合判斷，看看是否需要打生長激素也來得及。

不建議打生長激素的原因

我們不太建議0-3歲的孩子注射生長激素，還有一個原因就是實際操作起來執行度低。

因為如果確定要給某個孩子使用生長激素，那麼注射頻率是非常高的，可能每天都需要注射。如果達不到這個注射頻率，那麼也不會起作用。而對於0-3歲的孩子而言，打針本來就是一件很困難的事情，小朋友往往不會配合，那麼每天注射就更不可能實現，也就達不到好的效果。

　　很多父母擔心推遲介入可能會錯過機會，耽誤孩子的生長，事實上這也是過慮了。在我的門診，5-7歲開始治療，後來生長速度追上來的比比皆是。事實上，來我門診就診的孩子平均年齡是11-12歲。根據追蹤的結果，男孩到青春期以後一般能長到170公分以上，女孩能長到160公分以上，基本上都是不錯的，比父母高很多。

　　所以，不管孩子現在身高（長）如何，父母都不要著急，先弄清楚孩子矮小是什麼原因引起的，然後進行對應的處理。經過判斷，你可能會發現孩子的身高（長）是正常的，那麼只需要幫助孩子養成良好的生活習慣就夠了。

　　即使通過分析，發現孩子確實比較矮小，生長速度緩慢，那麼我們在5歲之後開始進行治療，也完全可以讓孩子達到理想的身高。只要及早發現、及早診斷，進行合理的介入，最終都能得到理想的結果。

胎兒小於妊娠年齡打不打生長激素

　　胎兒小於妊娠年齡（SGA）狀況比較特殊，所以給大家分享3點建議：

1. 對於2歲時能實現追趕生長的SGA，都可以先不治療。在這個過程中，一定要督促他養成健康的生活習慣，低油、低脂、低糖飲食，多吃蔬菜，均衡飲食，這是主要的。

2. 養成有氧運動的習慣，引導孩子熱愛運動，降低孩子成年以後患代謝性疾病的機會。

3. 如果2歲時孩子沒有實現追趕生長，建議到醫院進一步就診查看，查明原因再有針對性地進行治療，並且決定是否需要注射生長激素。有時即使孩子2歲時生長速度沒有追上來，我們也不用立即打生長激素，可以繼續觀察到3-4歲。當然，具體的應對措施需要在專科醫師的指導下進行。

家族性矮小是否可以注射生長激素

家族中的女性，比如媽媽、外婆，身高低於150公分；家族中的男性，比如爸爸、爺爺，身高低於160公分，這種情況我們稱為家族性矮小。

家族性矮小的孩子，3歲前要培養好的生活習慣，看看能不能實現追趕生長。3歲以後，到醫院進行進一步的檢查，診斷確認之後，可以考慮用生長激素進行輔助性治療，幫助孩子實現追趕生長。追趕成功以後，進行定期的複檢和觀察即可。

把家裡的藥瓶藏好

給跟大家分享一個例子。有一對父母帶著孩子來到門診，這個孩子才3歲，已經出現了乳房增大。父母很著急，我們就去找原因。比如，有沒有過量地補充一些荷爾蒙或者補品？身上是不是長了腫瘤？有沒有出現腎上腺皮質功能不足引起的腎上腺來源的荷爾蒙增多？最後，各種情況都排除了，也沒查到任何引起這個孩子性早熟的原因。

後來我們建議父母，回家去好好檢查一下，看看有沒有什麼特殊的情況發生。

結果爸爸媽媽回去一翻，發現他們放在抽屜裡的避孕藥全部空了。因為紅紅綠綠的藥片很好看，小孩就把它們吞下去了，一整瓶避孕藥都吃下肚。

我想提醒各位父母，這個年齡的孩子好奇心特別重，又沒有安全意識，看到什麼都想往嘴裡放。孩子探索這個世界的方法，就是能不能吃、能不能放到嘴裡去。所以，他可能會把各種藥片當作糖果來吃，誤食可能引起各種問題。在我們醫院發生過很多類似的情況，小朋友亂吃各式各樣的藥，比如發泡錠，吃下去以後小朋友口腔裡冒白泡，導致誤吸，最後差點送命。

上文這個例子中，孩子就是誤服了避孕藥，引起性早熟。所以家

裡的各種藥丸，不管是避孕藥還是抗生素，一定要安全擺放，最好是鎖起來或者放到高處，讓孩子找不著。

打疫苗對孩子長高的影響

人類跟疾病的鬥爭發展到現階段，很多以前肆虐的傳染病逐漸得到有效的控制。而在這個過程中，疫苗的發展功不可沒，所以我們在這特別要強調按時接種疫苗的好處。

以下列出打疫苗的3大好處：

1. 幫助人類有效抵抗病毒和一些特殊的病原體的感染。
2. 幫助我們建構免疫系統。對於一些特殊的疾病進行免疫暴露以後，人類對它就會有免疫記憶，下次再出現這樣的病毒，免疫系統就會快速殺滅它，避免出現嚴重反應。
3. 身體健康，才能保證孩子在未來充分發掘生長潛能，來應對這個病原菌遍布、險象環生的世界。

什麼時候打疫苗

台灣的衛生福利部疾病管制署有發布公費疫苗接種的時程，在特定的時程要對孩子進行疫苗的接種。

出生24小時內：B型肝炎疫苗

出生滿1個月：B型肝炎疫苗

出生滿2個月：五合一疫苗、13價結合型肺炎鏈球菌疫苗

出生滿4個月：五合一疫苗、13價結合型肺炎鏈球菌疫苗

出生滿5個月：卡介苗

出生滿6個月：五合一疫苗、B型肝炎疫苗

出生滿12個月：水痘疫苗、麻疹腮腺炎德國麻疹混合疫苗

出生滿12-15個月：13價結合型肺炎鏈球菌疫苗、A型肝炎疫苗

出生滿15個月：日本腦炎疫苗

出生滿18個月：五合一疫苗

出生滿18-21個月：A型肝炎疫苗

出生滿27個月：日本腦炎疫苗

出生滿4個月：自費水痘疫苗追加劑

滿5歲至入小學前：麻疹腮腺炎德國麻疹混合疫苗、日本腦炎疫苗、白喉破傷風非細胞性百日咳及不活化小兒麻痺混合疫苗

溫馨提醒：家長務必永久保存兒童健康手冊，裡面有註明接種日期、接種單位，以備國小新生入學、出國留學及各項健康紀錄檢查之需。

▶ 長高筆記

對於矮小的孩子，首先要確認病因，對症治療。如果是其他疾病導致孩子生長發育遲緩，要有病先治病，再考慮對孩子的生長發育進行介入。等孩子原發的病情穩定以後，再考慮用生長激素治療。

生長激素的治療一定要謹慎，0-3歲的孩子還太小，原則上不建議注射。有些地方在孩子2歲時就開始注射生長激素，這對孩子來說並不合適。一般建議在孩子4歲以上再進行相應的治療。

▶ 親子時間

家長可以把家裡的藥箱、藥瓶、藥罐子全找出來整理。整理後先列個清單，確認有哪些藥品，把過期的丟掉，沒過期的放到隱蔽的地方鎖起來，防止孩子找到誤食。

孩子對於這個世界的好奇往往超乎我們的想像，為了保護孩子不受這些藥物的負面影響，請爸爸媽媽務必把藥藏好，並且告訴孩子，藥不是糖果，不要看見藥就往嘴裡送。

3歲孩子也可能發生性早熟，該怎樣避免

很多媽媽憂心忡忡地來問我：「突然發現寶貝的乳房增大，是不是孩子性早熟了？」

我在門診經常會碰到這樣的情況，兩三歲的小女孩，乳房卻出現青春期發育的跡象。到底為什麼會出現這種情況呢？我跟大家介紹一下。

迷你青春期

有些新生兒也會出現乳房增大的現象，這是因為在胎兒期，母親的一些荷爾蒙變化影響到孩子，這種情況很正常，過一段時間就會消退。少數孩子到3歲還會出現這種乳房早發育的情況，我們把這段時期稱為迷你青春期。

小朋友在4歲之前，荷爾蒙分泌是偏高的；4歲以後荷爾蒙會自我抑制，孩子的生長進入正常的週期，乳房也不會持續發育下去。

應對迷你青春期，父母最重要的是不要緊張，先檢查孩子有無其他第二性徵的發育情況，密切監測孩子的生長曲線。如果孩子生長速度過快，有可能意味著青春期提前，但需要做進一步評估。大部分孩子都是發育到一定程度之後不再繼續，也有部分孩子能夠自行消退。

如何避免性早熟

在正常情況下，孩子到8-9歲之後會逐漸進入性發育的時期。如果在8歲之前出現乳房增大，父母要提高警惕，孩子可能出現了性早熟的情況。

性早熟的危害主要有3點：

1. 有些性早熟是由於長腫瘤所引起，父母必須及時發現並重視。

2. 性早熟會讓孩子的生長板提前閉合。性荷爾蒙分泌增多會導致生長板提前閉合，最終影響孩子的成年身高。
3. 孩子乳房等性器官提前發育，會導致他出現性心理方面的障礙，嚴重出現過早的性行為，導致不可逆的傷害。

傳言說，喝牛奶會讓小朋友的乳房增大，這沒有任何科學依據。但我要強調一點，目前由於亂吃保健品、過度食補而出現性早熟，是在門診經常遇到的現象。

性早熟的表現

女孩性早熟主要體現為乳房發育。

男孩一般在0-3歲不太容易出現喉結變聲這種情況，但如果陰莖、睪丸變大，也是我們要特別小心觀察的。

性早熟對孩子生長發育最大的影響是導致孩子個子長不高。判斷一個孩子是否還會長高，可以根據他的生長板情況進行分析。

什麼叫生長板呢？我們都知道個子高主要靠大長腿。長骨末端有一個軟骨，有人叫軟骨板，也叫生長板，是生長發育時期的兒童特有。這個軟骨板位於長骨的兩端，軟骨中間的骨化點。在這個地方，軟骨不斷地讓鈣磷沉積、鈣化，意味著骨頭不斷地延長。

生長板未閉合時，說明孩子還能繼續生長；若生長板閉合，則可能會停止生長。而提前分泌過多的性荷爾蒙，最大的不良後果在於導致孩子的生長板提前閉合。生長板提前閉合以後，孩子整體生長的潛能就不夠了，很可能成年以後的個子會比較矮。

右頁圖可以簡單地讓我們了解什麼叫生長板閉合。

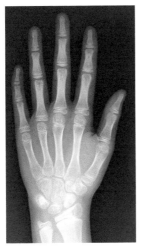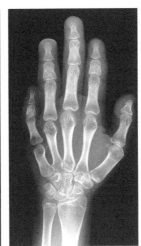

生長板未閉合　　　　　　生長板閉合

生長板閉合前後對比圖

性早熟的原因

　　主要原因有兩個：一是兒童飲食成人化，比如給孩子吃高油、高鹽、高糖的食物；二是亂給孩子吃保健品。

　　這裡主要說明第二點，在保健品方面，很多人存在認知誤解。例如，許多老年人把自己的保健品給孩子吃；很多父母在孩子有好好吃飯的狀況下，還要給他補保健品。父母的論點是什麼呢？不要讓孩子輸在起跑線上。但胡亂給孩子吃保健品、進行食補，很可能會影響孩子的「終點」。

　　在日常飲食中，臨床上最常見的現象是高度的食補打亂孩子生長發育的節奏。越來越多的研究顯示，「矮仔冬瓜」的性發育時間會提前。性發育的時間提前，導致孩子在短時間內的生長速度增加，但是生長潛力減小了，以後可能不會繼續長高了。所以這樣的孩子雖然發育早，但是他成年的身高未必占優勢。

　　有些父母在門診跟我說：「潘大夫，食補優於藥補，我現在就開始給孩子食補，越貴的東西就越好，我們給孩子吃人參、燕窩、蜂

王漿。」結果吃著吃著，小朋友的乳房開始增大，性早熟的症狀就來了。

還有些小朋友出汗氣虛，父母給他補人參。中醫理論上講「食不受補」，小朋友稍微一補，很快就提前性發育。目前的基礎研究也證實，人參裡的人參皂苷具有模擬女性荷爾蒙的作用，會讓孩子體內的性荷爾蒙環境出現紊亂。

另外，有些小朋友補了人參這些東西以後，還會出現興奮、失眠等方面的副作用。

所以，我要特別強調健康飲食的重要性，儘量清淡、適量，讓孩子吃適合的食物，避免過度食補。

發現性早熟怎麼辦

對性早熟要進行鑑別，如果是外源性的，由於食補或者其他外源性激素攝入導致，一般停止攝入一段時間之後，孩子的性早熟症狀會自然消退。如果不確定的話，建議到醫院就診，讓醫師進行全面的評估，判斷孩子性早熟的程度，然後有針對性地進行處理。

在發現孩子性早熟之後，尤其要注意均衡飲食，養成健康的飲食習慣，不要再吃各式各樣的補品了。

在門診有很多父母會問我：「我的孩子很矮，追不上來，跟同齡的孩子差距越來越大，我能不能給孩子補一些營養品，幫助孩子實現追趕生長呢？」

孩子生長落後，千萬不要胡亂地給他吃營養品，一定要到醫院做進一步的檢查，找出到底是什麼原因導致，對症下治療。如果父母給孩子瞎吃補品，等同於飲鴆止渴、幫倒忙。父母必須帶孩子到營養科、兒科，或者內分泌科，進行詳細檢查後採取對應措施，這樣才能正確地追趕生長。

我在門診經常碰到一些父母，動不動就給孩子補鈣、鋅，吃各種各樣從國外採購的營養品。提醒大家，國外對於藥品管理可能比較嚴

格，但是對於食物、補充劑的管理未必嚴格。另外，由於人種的不同，國外營養劑的含量標準不一定完全適合我們寶寶的情況，這一點一定要注意。

父母要學習科學的飲食知識，提高這方面的意識，定期帶孩子到醫療院所相關科室進行檢查，請醫師來判斷孩子是否營養均衡、是否處於正常的生長狀態、是否需要進行介入。

▶ 長高筆記

在日常生活中，父母一定要給孩子充分、均衡的營養，這些營養最好通過日常的食物來獲取。不要過度地進行食補、藥補，揠苗助長的後果很嚴重。

▶ 親子時間

找一找家中有什麼樣的保健品，仔細看看成分，將這些保健品拉進孩子飲食的「黑名單」。

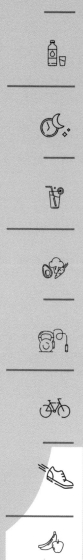
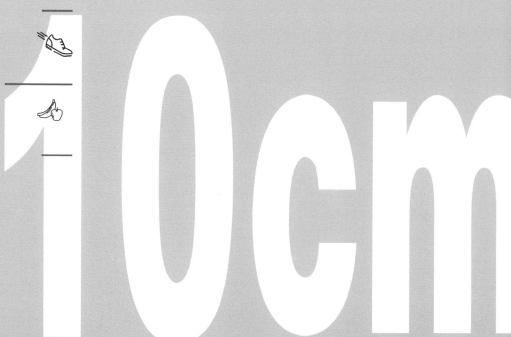

第二章

3-7 歲
如何激發生長潛力

3-7歲的孩子在生活的很多方面都已經能夠獨立了，因此，在這個階段最重要的，是幫助孩子養成健康的自理能力，讓他們有一個快樂、健康的童年。

在這一章，我們還是會從飲食、運動、睡眠、情緒4個方面，來幫助這個階段的孩子激發生長潛能。

另外，對於3歲以上的孩子，如果有應用生長激素治療的適應症的話，我們已經可以利用生長激素來進行治療和介入了。但是目前很多醫療機構生長激素濫用的情況非常嚴重，而應該用生長激素治療的孩子，如果使用不規範，也往往達不到好的療效。

所以，認識生長激素的作用，掌握注射生長激素的方法，我認為是家長都需要學習的。

警惕「長高迷思」，別被增高藥「坑」了

跟大家分享個案例。一天，門診來了一位女孩，11歲，因為個子一直偏矮，所以家人為她買了口服的增高藥，連續吃了3年。我們幫她拍了檢測骨齡的X光片之後發現，她的骨齡已經15歲。女孩如果骨齡達到14歲，基本上就不會再長高了，所以她這輩子的最終身高就是137公分。

我講這個痛心的案例，是要揭露一個社會亂象：很多父母害怕孩子長不高，所以亂投醫，胡亂給孩子買增高藥。我見過許多這樣的父母，他們特別焦慮，對孩子的身高過度關注，每天帶著孩子滿街求醫問藥。這種情況，我把它稱為「長高迷思」。

過度地關注長高，給孩子濫用口服增高藥，不僅不會讓孩子長高，還可能導致很多無法挽回的後果。

關於口服增高藥，大家通常有很多誤解。首先，對於大部分孩子來說，如果不改變他的生活習慣，不去找到他生長較慢的根本原因，

即使吃了增高藥也沒什麼用，反而會耽誤孩子生長發育的最佳時期。

其次，現在口服增高藥裡往往會添加一些孩子不需要的成分，引起孩子性早熟。可能剛開始服用的時候，孩子的生長速度會加快，父母會覺得很高興，但是過不了多久，孩子的生長板會提前閉合，意味著孩子再也長不高了。

口服增高藥有哪些「坑」

我把最常見的口服增高藥進行分類，列出口服增高藥的4大坑。

第一類：營養的補充劑

這一類口服增高藥其實就是單純的營養劑，比如鈣、維生素D、氨基酸等。很多父母問我，孩子不好好吃飯，能不能給孩子吃一些營養劑作為補充。我要告訴大家的是，營養劑也僅僅有輔助作用，如果孩子不愛吃飯，補充再多的營養劑也無濟於事。讓孩子養成好好吃飯的習慣，才是最重要的。

第二類：激素類的藥物

很多口服增高藥會打類似的廣告，說含有生長肽或者生長激素。比如有很多媽媽跟我說，她們給孩子買的口服增高藥是某個博士研發出來的，含有生長肽，用的是國際先進技術。我可以很負責任地告訴大家，這絕對是不實廣告，而且這所謂的博士肯定也是假的。為什麼呢？因為他化學不及格。

不管這個藥是否含有生長肽或生長激素，口服以後在胃酸的作用下都會失效。到目前為止，沒有任何技術能保證增高藥口服進去以後能躲過胃酸的消化作用。把它吃下去以後，在胃酸的作用下很快就會變成氨基酸，效果等同於吃肉。

第三類：所謂的高科技秘方

這類藥在宣傳上一般會號稱有玄之又玄的國際先進技術，甚至打著得過諾貝爾獎的旗號宣傳，但就是不說明成分。台灣規範藥品標示的相關法令規定，任何藥物必須在藥品說明書（仿單）註明藥物成分，否則就是違反規定。由於不公布成分，服用之後可能會導致各種各樣的不良後果。

第四類：添加性荷爾蒙的藥物

這類是最可怕的。一部分口服增高藥會加進一些性荷爾蒙，這些性荷爾蒙短期內會讓孩子生長加快，父母可能會覺得很開心，孩子終於長高了，但是在性荷爾蒙的作用下，孩子很快會出現性早熟，導致生長板提前閉合，一旦閉合，最終就不可能再長高了。我見過很多十幾歲的孩子，個子還不到140公分，就是胡亂吃增高藥所導致，而這樣的孩子很可能一輩子都只能這麼矮。

口服增高藥的四大坑

增高藥類型	「坑」點	效果
營養補充劑	鈣、維生素 D、氨基酸	與好好吃飯效果一樣
激素類藥物	號稱「生長激素」的藥物	口服導致成分失去應有效果
高科技秘方	成分不明	不標示成分的藥物違反規定，亂用恐導致不良後果
性荷爾蒙藥物	性荷爾蒙	短期生長加快，生長板提前閉合，停止長高

如何能安全地長高

從目前的研究來看，幾乎沒有真正有效的口服增高藥。想幫助孩子安全地長高，除了讓孩子養成良好的生活習慣，還可以在明確缺乏生長激素的情況下，適當地補充生長激素。醫學上叫「替代治療」，就是缺什麼補充什麼。

生長激素的作用已經得到充分的證明，它會促進骨骼快速地增長，通過細胞和器官的生長，幫助孩子長高。目前我們的研究還發現，生長激素可以提高肌肉的力量，把脂肪轉化成熱量，有利於長高。

需要提醒的是，生長激素屬於處方藥，必須在醫師的指導下進行注射。另外，想讓生長激素發揮更大的作用，必須建立在健康的飲食習慣、運動習慣、生活習慣、睡眠習慣的基礎上，以確保療效最大化。

如何增加生長激素

生長激素的分泌受很多因素影響。

1. 睡眠：睡眠情況越好，生長激素分泌的峰值越高，頻率也會越高，量自然也會更大。
2. 運動：通過有氧運動，也會促進生長激素的分泌。
3. 心理因素：這也是影響生長激素分泌的一個重要因素。如果孩子壓力太大、情緒憂鬱等，會影響到生長激素的分泌。

如果孩子缺乏生長激素，我們可以考慮通過注射生長激素，來提高他的生長速度。

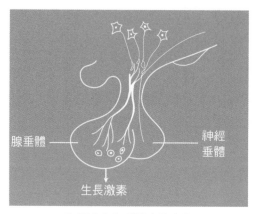

腺垂體　　　　　　神經垂體

生長激素

生長激素在垂體中的產生

上面這張示意圖就是生長激素在垂體中產生以及分泌的情況。在垂體後面1公分，垂體骨頭的凹縫裡有個腺垂體，就是分泌很多激素的。腺垂體的後面，叫神經垂體，它受神經的調節，分泌了生長激素之後，激素會到達肝臟，經過肝臟轉化為「類胰島素生長因子」。類胰島素生長因子能夠直接作用於我們的軟骨板，讓軟骨快速地增長，個子也隨之增長。

在門診，父母問最多的是生長激素安不安全。

生長激素臨床應用已經有四十多年，全稱叫「基因重組人類生長激素」。對於適應證的孩子來說效果很好。但必須記住，生長激素是一種藥物，務必通過專業醫師的評估之後，遵醫囑進行注射。

我是從二十多年前開始幫助孩子治療因缺乏生長激素而導致的身材矮小，到現在為止，我的患者總體上都是很安全的。國內有上百萬的孩子用過生長激素，雖然個別孩子會有一些局部的副作用，比如注射的疼痛、過敏等，但是沒有碰到過嚴重的問題。

家屬常常會問一個問題：注射生長激素會不會導致腫瘤？比如有父母擔心使用生長激素會導致孩子出現淋巴瘤、白血病。到目前為止，近百萬人的資料顯示，用了生長激素不會造成這些惡性腫瘤的發病率增高。

事實上，如果這個孩子本身沒有腫瘤，或者患過腫瘤但目前已經

痊癒，那麼注射生長激素不會增高腫瘤的復發率，也不會讓腫瘤細胞轉移。我們見過很多特殊的案例，比如垂體瘤術後的患者、顱咽管瘤術後的患者，在用生長激素治療兩年以後，病情都很平穩。

使用激素治療的患者慎用生長激素

雖然生長激素對於大部分孩子來說都很安全，但是對於一些特殊的孩子，還是要特別注意。

如果孩子本身由於一些疾病，比如系統性紅斑性狼瘡、哮喘過敏，已經在使用類固醇進行免疫抑制治療，原則上我們不主張再用生長激素進行生長的介入。但如果孩子沒有其他問題，父母可以在醫師的指導下，放心讓孩子使用生長激素。

生長激素的副作用

雖然生長激素總體上來說很安全，但只要是注射性藥物，難免會出現一些局部的副作用，比如注射生長激素以後，有些孩子會出現皮疹、皮膚瘙癢、注射部位疼痛等，這些都是我們經常遇到的情況。

一般來說，停藥2-3天之後症狀就會減輕；2-3週之後，症狀可以自行消失在大部分情況下，即使出現這種情況，我們也應該衡量利弊。如果副作用只停留在局部而且不明顯，我們通常也不建議立即停止用藥，可以進行對症處理，繼續注射生長激素。

有的父母會發現孩子在注射生長激素之後，眼瞼或者腳背腫，這跟生長激素本身的作用有一定的關係。動物內分泌學裡很早就發現，生長激素和泌乳素能夠控制人體的水和鈉代謝，如果分泌過多，可能會造成體內水鈉瀦留，引起浮腫，就像大馬哈魚從海裡游回淡水的時候會全身通紅，其實就是分泌了大量的生長激素和泌乳素，讓水鈉瀦留在身體裡，這樣能夠幫助它們降低身體的滲透壓，才能適應淡水的環境。

　　所以，如果注射生長激素之後，孩子出現輕度眼瞼浮腫是很正常的。觀察一段時間，你可能會發現他的浮腫減輕，那麼可以說明生長激素起作用了。眼瞼浮腫只是一個症狀，不代表副作用，不用太擔心。

▶ 長高筆記

- 口服增高藥對孩子長高無效。大部分口服增高藥裡可能會添加一些有害成分，反而對孩子的生長發育不利。
- 注射基因重組人類生長激素屬於替代治療，幾十年的研究證明它的安全性很高，大家不用過於擔心。但還是需要在專業醫師的指導下，找到身材矮小的原因，針對性地進行治療。
- 要進行定期的複查，每隔3-6個月必須到門診，讓醫師重新評估孩子的生長狀況，評估生長激素的療效以及安全性。

▶ 親子時間

　　翻翻自己的藥箱裡有沒有什麼口服的增高藥，根據成分進行分類。如果是簡單的維生素D、鈣、氨基酸這類成分，可以當成營養補充劑給孩子吃。但若孩子能好好吃飯，那就不必服用。如果發現其他類型的口服增高藥，一定要把它們丟掉。

透過正確監測，準確判斷孩子的身高

　　大部分父母都很關注孩子的身高，但他們通常使用不科學的關注方法。很多父母都是憑感覺或者隨便測量一下，用比較模糊的方式來判斷孩子的身高。大部分來到我診室的父母，對於孩子的身高發育狀況都是含混不清的，這讓醫師評估和診斷增加了阻礙。

　　所以，我建議父母必須掌握測量、記錄孩子身高的方法，對孩子的生長情況了然於心。

　　在對孩子身高的認知上，大部分父母最大的難題有兩個：一是對孩子身高的資料不敏感；二是不會判斷和分析資料。

　　在這裡，我會教父母如何分析孩子的身高資料，通過資料採擷孩子生長發育的情況。首先，父母要學會準確地測量孩子的身高；其次，要通過計算，根據合理的參考範圍進行比較，透過資料來評估出孩子的生長狀況。

在家如何正確量身高

　　測量工具其實隨手可得，一個是將身高貼紙貼在牆上，通過矯正得出準確的貼紙尺寸。之後，你可以用書、硬紙板，水平放在孩子的頭頂上，以牆上的身高貼紙為基準，進行測量。

　　還有一種測量的方法也很簡單：讓孩子光腳在牆根站直，呈立正姿勢，腳後跟、臀部、兩肩胛都緊靠著牆壁，眼睛平視，下巴內收，在孩子的頭頂水平放一個硬紙板，在硬紙板與牆交界處畫一道線。用一條皮尺來測量這道線到地面的高度，得出的資料就是孩子的身高。

　　測身高時常見的錯誤，是孩子喜歡仰視。

　　以我的經驗來說，仰視和平視的誤差是0.5-1公分。另外，有些女孩梳著較高的髮髻，這樣也會影響到測量資料。還有的孩子特別好動，姿勢時刻在變化，這就容易出現1公分以上的誤差，影響到測量的準確度。

　　對於孩子身高的測量頻率不宜太高，一般每3個月測1次。有些父母很著急，幾乎每天給孩子測1次，這樣很難看到變化，只會徒增焦慮。

　　在測量的時候，應該保證在同一個位置，連測2-3次，誤差要小於0.5公分。同時要把測量的資料記錄下來，並且標註測量的時間。每次

測量的時間最好統一，如果上次測量是在早上，那麼這次的測量也要在早上，這樣的話才具有可比性。

因為孩子在夜裡睡覺時脊椎會拉伸，整體關節間隙會被拉開，早上測量會比晚上高0.5-1公分，有些人甚至可以高到1公分多，所以，同一個時段測量，才能保證資料的一致性並增加可比性。

間隔3個月以上測量身高的意義在於，孩子長高的速度並不完全是均勻的，而是變速的。比如孩子的生長可能會受到季節影響，春天長得快一些，夏天長得慢一些，秋天長得快一些，冬天長得慢一些。

如何計算和判斷生長速度

我們可以用孩子後一次測量的身高減去前一次的身高，然後除以間隔月份數，得出的數值乘以12，就等於這一年的生長速度。

例如，孩子3月的身高是112.5公分，9月是116.3公分，要怎麼計算這個孩子這一年的大致生長速度呢？

（116.3－112.5）÷（9－3）×12≈7.6

那麼孩子這一年的生長速度約為7.6公分。

在一般情況下，3歲以下的孩子一年要長到7公分才是理想的速度；從4歲到青春期，一年的生長速度不能低於5公分；進入青春期以後，一年的生長速度不能低於6公分。

如果孩子半年的生長速度低於2.5公分，一年的生長速度低於5公分，就說明肯定是長得慢了。那麼，即便這個孩子現在的身高是正常的，我們也要儘快找到原因。

在這裡，特別提醒大家，很多腫瘤在早期沒有出現壓迫症狀，但會出現生長速度減慢的情況，這就是一種典型的臨床表現。所以，要特別注意結合孩子的生長速度來判斷他的健康狀況。

如何比較身高資料

身高資料出來以後，請大家參考兒童身高百分位數值表來進行具體的衡量。

3 - 7 歲男孩身高、體重百分位數值表

年齡	第 3 百分位 身高(公分)	第 3 百分位 體重(公斤)	第 10 百分位 身高(公分)	第 10 百分位 體重(公斤)	第 25 百分位 身高(公分)	第 25 百分位 體重(公斤)	第 50 百分位 身高(公分)	第 50 百分位 體重(公斤)	第 75 百分位 身高(公分)	第 75 百分位 體重(公斤)	第 90 百分位 身高(公分)	第 90 百分位 體重(公斤)	第 97 百分位 身高(公分)	第 97 百分位 體重(公斤)
3 歲	89.7	11.94	91.9	12.74	94.2	13.61	96.8	14.65	99.4	15.80	101.8	16.92	104.1	18.12
3.5 歲	93.4	12.73	95.7	13.58	98.0	14.51	100.6	15.63	103.2	16.86	105.7	18.08	108.1	19.38
4 歲	96.7	13.52	99.1	14.43	101.4	15.43	104.1	16.64	106.9	17.98	109.3	19.29	111.8	20.71
4.5 歲	100.0	14.37	102.4	15.35	104.9	16.43	107.7	17.75	110.5	19.22	113.1	20.67	115.7	22.24
5 歲	103.3	15.26	105.8	16.33	108.4	17.52	111.3	18.98	114.2	20.61	116.9	22.23	119.6	24.00
5.5 歲	106.4	16.09	109.0	17.26	111.7	18.56	114.7	20.18	117.7	21.98	120.5	23.81	123.3	25.81
6 歲	109.1	16.80	111.8	18.06	114.6	19.49	117.7	21.26	120.9	23.26	123.7	25.29	126.6	27.55
6.5 歲	111.7	17.53	114.5	18.92	117.4	20.49	120.7	22.45	123.9	24.70	126.9	27.00	129.9	29.57
7 歲	114.6	18.48	117.6	20.04	120.6	21.81	124.0	24.06	127.4	26.66	130.5	29.35	133.7	32.41

以上是男孩3-7歲的身高、體重百分位數值表。我們可以參照這個表來對孩子的身高進行判斷。

例如，一個4歲的男孩，身高是95公分，那說明他已經低於第3百分位，屬於矮小。這個時候，我們需要確認到底是什麼原因引起的矮小，有的孩子是因為骨齡發育慢，有的孩子是因為缺乏營養，有的孩子是因為一些疾病，這就需要到醫院做進一步的檢查。

相反，如果一個孩子4歲長到112公分，對照上表，已經超過第97

百分位，説明孩子長得太快了，有可能出現性早熟的問題，需要我們做進一步的診斷。

再舉個例子，如果孩子在5歲時低於103.3公分，也就是低於第3百分位，那麼也屬於矮小；如果超過120公分，就屬於長得太快。我們要結合孩子的生長速度、骨齡來進行綜合判斷。

根據這張表，我們可以基本推測一個人的生長規律。比如一個男孩目前處於第10百分位，如果沒有異常原因，他會沿著第10百分位一直往上長。那麼我們可以推測他成年以後，身高可能就在表格的第10百分位左右。如果有外界因素影響，他可能會脱離這個範圍，偏離正常的生長軌跡。

3 - 7 歲女孩身高、體重百分位數值表

年齡	第 3 百分位 身高(公分)	第 3 百分位 體重(公斤)	第 10 百分位 身高(公分)	第 10 百分位 體重(公斤)	第 25 百分位 身高(公分)	第 25 百分位 體重(公斤)	第 50 百分位 身高(公分)	第 50 百分位 體重(公斤)	第 75 百分位 身高(公分)	第 75 百分位 體重(公斤)	第 90 百分位 身高(公分)	第 90 百分位 體重(公斤)	第 97 百分位 身高(公分)	第 97 百分位 體重(公斤)
3 歲	88.6	11.50	90.8	12.27	93.1	13.11	95.6	14.13	98.2	15.25	100.5	16.36	102.9	17.55
3.5 歲	92.4	12.32	94.6	13.14	96.8	14.05	99.4	15.16	102.0	16.38	104.4	17.59	106.8	18.89
4 歲	95.8	13.10	98.1	13.99	100.4	14.97	103.1	16.17	105.7	17.50	108.2	18.81	110.6	20.24
4.5 歲	99.2	13.89	101.5	14.85	104.0	15.92	106.7	17.22	109.5	18.66	112.1	20.10	114.7	21.67
5 歲	102.3	14.64	104.8	15.68	107.3	16.84	110.2	18.26	113.1	19.83	115.7	21.41	118.4	23.14
5.5 歲	105.4	15.39	108.0	16.52	110.6	17.78	113.5	19.33	116.5	21.06	119.3	22.81	122.0	24.72
6 歲	108.1	16.10	110.8	17.32	113.5	18.68	116.6	20.37	119.7	22.27	122.5	24.19	125.4	26.30
6.5 歲	110.6	16.80	113.4	18.12	116.2	19.60	119.4	21.44	122.7	23.51	125.6	25.62	128.6	27.96
7 歲	113.3	17.58	116.2	19.01	119.2	20.62	122.5	22.64	125.9	24.94	129.0	27.28	132.1	29.89

以上是女孩3-7歲的身高、體重百分位數值表。對女孩來說，也可以用同樣的方法來判斷生長水平。女孩在4歲時的第3百分位是95.8公分，第97百分位是110.6公分，跟男孩的數值稍有差別。但是在3-7歲時，女孩長得稍微比男孩快一些，我們也可以根據這個表格進行衡量和監測。

在衡量的時候，需要結合具體情況進行分析，可以結合父母的情況來判斷孩子是不是存在異常。

比如孩子目前處於第10百分位，我們可以對照一下孩子爸爸的身高，如果孩子爸爸的身高也處於第10百分位，相對偏矮，那孩子的矮小可能就是遺傳因素引起。相反，如果父親個子比較高，處於第97百分位，那就說明孩子的矮小很可能是其他因素引起。我們要結合其他情況，檢查一下是不是有某種因素在影響著孩子的生長發育，比如生活習慣不好、身體有某些疾病等。

如果爸爸處於第3百分位，個子偏矮，但是孩子卻在第97百分位，這就說明孩子長得太快，那麼我們也得考慮會不會有其他問題，比如性早熟或者某些內分泌疾病等。

去醫院檢查要做哪些準備

不少父母帶著孩子千里迢迢地坐飛機趕來北京協和醫院的矮小專科門診，好不容易掛到號，結果發現很多資料沒有帶，導致醫師無法對孩子的生長狀況進行全面、客觀的判斷。

所以，為了就診更高效，在有限的時間內和醫師進行更好的溝通，父母一定要提前做好功課，收集好孩子生長發育的所有資料和資訊。

檢查時需攜帶的資料清單

我為各位父母提供一份就診清單，能夠幫助大家更便捷有效地和醫師溝通。

1. 孩子出生時的身高（長）。

2. 孩子出生時的體重是否屬於胎兒小於妊娠年齡（SGA）。如果孩子足月出生，出生時體重低於2,500公克，那就說明是SGA。

3. 媽媽在妊娠時的一些情況，比如胎位有沒有異常。如果胎位異常，而且是自然分娩的話，由於難產可能會引起孩子腦下垂體功能低下，導致孩子長不高。另外，有沒有出現產後窒息的情況，如果產後窒息嚴重，對孩子腦白質的發育也可能會產生影響。

4. 平時身高、體重的測量記錄。

5. 孩子的營養狀況，比如有沒有挑食、偏食。

6. 有沒有高熱、癲癇的病史。如果孩子比較矮小，需要為他做胰島素耐受測試，在試驗之前必須確認孩子的身體狀況，否則，試驗中很可能會引發癲癇。

7. 孩子的精神、心理因素。比如情緒如何？是否憂鬱？有些父母會隱瞞孩子的病史，這樣會干擾醫師對孩子病情的判斷。

8. 在孩子的生長發育中，智力狀態如何。很多遺傳病不僅會表現在孩子的身高上，也會表現在孩子的智力發育上，需要綜合評估。如果孩子個子矮，又伴有智力方面的障礙，我們要分析他是不是有遺傳疾病。

9. 孩子的性發育情況，比如乳房、睾丸的發育情況。

10. 以前的檢查結果和治療情況。很多父母會空著手來，說孩子做過檢查，但所有報告都沒帶。還有父母帶了孩子的X光片、CT片、核磁共振片，但拿來一看，片子放在車後備廂裡，陽光一照氧化了，看不清楚，之前的檢查全白做了。所有的檢查影像都要在陰暗的地方保存好。

11. 孩子是否用過增高藥物。

12. 父親身高、母親身高，以及父母各自的發育年齡。

　　以上清單，大部分的父母都很難完全提供。比如在現實中，孩子的媽媽一般還能清楚地記得自己什麼時候初經，但爸爸可能不記得自己什麼時候開始迅速長高。

　　如果對於一些模糊的資訊沒辦法列出來也沒關係，我們尤其需要把其他能夠確認的資訊列好，平時對孩子的生長發育情況也一定要記錄下來，有了具體的資料，能夠幫助醫師更好做判斷。

就診檢查流程

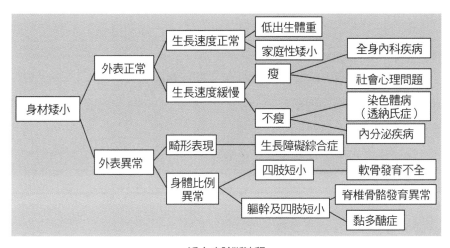

矮小症診斷流程

　　父母帶著孩子來到門診檢查，醫師一般會按照一定的流程做檢查和診斷。

　　首先，通過觀察判斷孩子的外表是否正常，因為很多遺傳性疾病會造成外觀畸形。如果孩子外表正常，醫師會進一步透過詢問，了解孩子的生長速度是不是正常，這就要求父母準備好孩子的身高監測資料。如

果孩子的生長速度正常，就要了解出生時的體重，並且進一步了解孩子直系家屬的身高狀況，看看是不是家族性矮小。

其次，醫師會判斷孩子的體重，如果偏瘦，要進一步確認是否存在內科疾病或者心理性因素。有些孩子因為精神狀況不佳，也可能會出現矮小的情況，我們稱為心因性矮小。另外，醫師還會確認孩子是否有遺傳性的染色體病、內分泌疾病等。

如果外表異常，我們要看看是否有特徵性的畸形，有沒有遺傳病導致的生長障礙綜合症。如果孩子的身體比例異常，比如有的孩子下半身短，並且伴隨著臀部翹、腦門大，就要檢查一下是不是軟骨發育不全。

如果孩子的軀幹和四肢都短小，我們會考慮是不是脊椎骨骼發育異常。如果通過觸診，發現孩子同時合併肝臟偏大，伴有智力方面的問題，那我們會考慮孩子是不是患有黏多醣症等遺傳代謝性疾病。

醫師會一步一步地找出孩子矮小的原因，之後根據初步判斷進行具體的檢查，比如拍X光片，血液常規檢查、尿液常規檢查等。

此外，還要檢查血液裡的鈣、磷、鹼性磷酸酶的含量，檢查孩子有沒有代謝性骨病變。如果孩子個子明顯偏矮，我們要考慮給他做生長激素刺激測驗，了解孩子的生長激素分泌情況。

通過細緻的檢查，醫師能夠對孩子整體的身體情況、矮小的原因進行了解。

▶ **長高筆記**

要學會測量和記錄孩子的身高，重視計算生長速度。很多孩子的個子雖然現在是正常的，但生長速度偏低，那麼他成年後的最終身高有可能會低於預期值。父母要學會按照上文的內容進行資料分析和比較，清楚地了解孩子生長發育的情況。

▶ **親子時間**

請現在就開始幫孩子測量身高，3個月測量1次，把具體時間、測

量數值記錄下來，然後製做孩子的生長曲線圖。

透過曲線，可以清楚地看到孩子的生長軌跡，而且，如果你打算帶孩子請專業的醫師幫忙做診斷，這個曲線也有著非常大的指導意義。如果偏離了曲線，我們就能及時發現，有針對性地採取措施，保證孩子健康成長。

孩子身材矮小，是否一定要用生長激素促進生長

很多父母一進我的診室，就急切地請我幫孩子打生長激素。雖然生長激素是一種非常安全的替代治療手段，但也不是輕易就能打的。

我經常會遇到這樣的情況：有一些不該打生長激素的孩子，卻在其他地方打了，結果反而讓孩子的身高更加不理想。

生長激素並不一定適合每個孩子。我們首先要診斷清楚，孩子是由於什麼引起的矮小，在什麼情況下適合打、什麼情況下不適合打，必須由專業醫師做充分的評估和檢查後再來決定。

對於是否打生長激素，我十分慎重，所以我的門診不叫「開藥門診」，而被稱為「停藥門診」。我不贊成盲目地給孩子開生長激素。相反，很多孩子在其他醫院或者診所打了生長激素，我還會勸阻，讓孩子停止注射生長激素。

曾經發生過這樣的例子：一個10歲小朋友注射生長激素已經持續3個月，結果父母忽然發現孩子的視力下降，後來失明了。當父母把孩子帶到我的診室時，我為他做了檢查，發現他的矮小是由於腦下垂體的區域長了一個2公分的腫瘤，影響了垂體分泌生長激素。

在這個情況下，注射生長激素相當於火上澆油，導致這個孩子垂體的腫瘤被不斷催大。所以，父母一定要注意確定病因再進行對應的治療，不能一進醫院就要求給孩子注射生長激素。

確認孩子矮小原因

如果孩子的身高低於第3百分位，那麼一定要確認原因，比如是否有家族性矮小。對於家族性矮小的孩子來說，即使注射生長激素，一般效果也不會特別好。

另外，也有可能父母的青春期發育時間比較晚。比如大部分人11歲會開始發育，但是有些父母可能到了13-14歲，甚至17-18歲才開始發育，這稱為「體質性發育遲緩」。對於體質性發育遲緩的孩子，我們一般不用進行特殊的介入，只要保持良好的生活習慣，等到一定年齡就會自然長高。

而在前文提到的胎兒小於妊娠年齡，由於出生的體重不足，低於2,500公克，這種孩子可能到了3-4歲，身高、體重還沒有追趕上來。對於這種情況，我們可以適當地用生長激素進行介入。

還有很多是由於環境因素和生活習慣引起的矮小，比如孩子營養不良、挑食、偏食、不愛運動、睡眠不好等，這些都會導致孩子身體發育受到影響。

另外，家庭環境不好，或者父母對孩子要求太嚴格，可能會導致孩子心理壓力大，情緒出現問題，進而生長發育出現問題。我在門診已經診斷出了許多這樣的案例，這種由於心理因素引起的發育遲緩，叫作心因性矮小。關於心因性矮小，在本書後面的內容中會詳細說明。

排除掉上面這些原因，我們最後還要考慮一些病理性因素導致的矮小。如果發現，需要對這些疾病有針對性地進行治療，等原發性疾病痊癒後，才可以考慮用生長激素治療孩子矮小的問題。

哪些孩子適合用生長激素

如果明確地診斷為生長激素缺乏性的矮小，而且沒有查出其他特殊的疾病，那麼就可以考慮用生長激素進行治療。

　　打生長激素一般要在5歲之後，所以儘量早診斷、早治療。我在門診經常遇到有些孩子拍骨齡X光片後發現，孩子的生長板已經閉合，這時再用生長激素就無效了。

　　我在第一章有提到，孩子長高主要是靠長骨不斷地生長。而長骨末端有一個軟骨板，軟骨板向兩邊不斷地增長，孩子才能繼續長高。如果這個軟骨板已經全部鈣化，意味著生長板已經閉合，此時再注射生長激素也就沒有作用了。這個時候，反而可能會出現副作用，因為生長激素無法作用於長骨，就會作用於短骨，接著孩子可能會開始橫著長，出現肢端肥大的症狀——手腳變大、鼻子變大、顴骨變高。

　　隨著骨齡的增長，孩子的體重也在增加，而我們在用生長激素前必須根據體重來測算劑量。體重越重，生長激素的用量就越大，那麼成本也就越高。所以總體上，我們的要求是及早診斷、及早治療，孩子才能更好地達到理想的身高。

可用生長激素者

適用者	垂體性矮小患者
注意事項	①生長板閉合後，生長激素無效 ②體重越重，生長激素用量越大

哪些孩子不適合用生長激素

　　在門診，我碰到最多的是焦慮的父母，一踏進診室就請我幫孩子開藥。實際上，經過我的檢查，孩子只是體質性發育遲緩而已。也就是說爸爸媽媽可能發育偏晚，孩子發育也偏晚，這種情況我們認為是很正常的。

　　舉個例子，有個媽媽帶著一位男孩來到我的診室，這男孩9歲，身高比較矮，不到130公分，而其他同齡的孩子都超過135公分了，他的媽媽很著急。但通過分析他的身高監測資料，我發現他的生長速度其實很正常，1年長高6公分。之後透過拍骨齡X光片，發現他的骨齡只有

6歲，也就是説他的骨齡比實際年齡偏小。

經過分析，我告訴孩子的媽媽完全不用擔心孩子的身高。因為這樣的孩子，只是青春期整體比其他孩子遲一些，但生長速度是正常的，他將來能長到正常的身高。對於這種情況，我不主張用生長激素，更應注重在鼓勵孩子建立正常的生活習慣，讓他以後能有理想的身高。當然，父母還是要為孩子做好身高監測，密切關注他的生長速度。

先天性軟骨發育不全的孩子也不適合打生長激素，因為這樣的孩子身體的比例有問題，打了生長激素以後比例也不會改變。我多年來做了許多臨床觀察，總結超過100個案例，才得出了這個結論。

一般來説，我們判斷孩子是否需要注射生長激素之前，會做一個生長激素興奮試驗，看看孩子是否缺乏生長激素。

生長激素的分泌是一種脈衝式分泌，它的分泌量一會兒高、一會兒低，所以我們在試驗時，一般要做2次。如果在測試生長激素分泌水準時，剛好在谷值，那麼很可能就會出現假陽性了；如果做測試時剛好在峰值，也不利於判斷孩子整體的生長激素分泌水準。所以，我們一般至少要取2次結果進行判斷，之後再進行綜合的評估，才能判斷出孩子到底是否需要注射生長激素。

生長激素的效果

我們詳細分析了北京協和醫院1994年的臨床資料，總共入選95個案例，其中男孩55例，女孩40例，治療時長是7-8年。這些孩子治療前的平均身高是137公分，治療後經過3-5年，最長的是7年，平均身高為164.8-173.1公分。當然，有些孩子較晚接受治療，生長板很快就閉合了，所以身高不是特別理想。

只要你堅持治療，最終有相當一部分的孩子都能達到理想身高，男孩能達到170公分以上，女孩的身高範圍則是153.3-159.1公分。

▶ 長高筆記

並非所有的矮小症都可以用生長激素治療，所以我們對於矮小症的診斷，必須先確定病因然後對症治療，要嚴格地遵循醫囑，選擇合適的長高方式。

▶ 親子時間

請大家回去監測孩子的生長發育情況，了解孩子目前的發育情況、營養狀況，包括身高、體重。

了解你的孩子是不是屬於體質性發育遲緩。首先要了解自己的身高，以及孩子的爺爺奶奶、外公外婆的身高，另外要知道家族男女發育的年齡，比如男性變聲的年齡，以及女性乳房增大和初經來潮的年齡。

請大家好好記錄這個情況，才能幫助判斷孩子的生長發育狀況。

正確利用生長激素，安全有效地幫助孩子長高

在注射生長激素的過程中，父母要定期帶著孩子回到門診進行複查，醫師要評估安全性和療效。

如果效果不理想，很多父母會自行停藥或換藥，這是不可取的。出現沒效果或者效果欠佳的情況，請一定要到門診來讓醫師進行仔細檢查、分析。

生長激素效果不好的原因

有些是由於操作失誤而少打了；有些是因為適應性不好，可能需要遲一些才能看到效果；還有的漏打，效果就不會好。

生長激素每天都要注射，因為生長激素的半衰期很短，如果隔兩

天打，藥物很快就會代謝掉。

關於生長激素的使用療效，我們也做過研究，結果顯示，每天注射生長激素的孩子療效明顯好於隔天注射生長激素的孩子。當然現在已經有長效製劑了，也可以選擇每週注射一次的生長激素。

所以家長一定要弄清楚，孩子注射的生長激素到底是長效製劑還是短效製劑，如果是短效製劑，一定要每天注射。如果漏打，那麼肯定會影響效果。

另外，生長激素一定要注意按要求保存好。因為我的很多患者遇過類似情況——由於生長激素沒有保存好，藥物失效了。

生長激素一般是肽類激素，要求在攝氏4-8度的條件下保存，也就是冷藏。父母如果不小心放在了冷凍庫裡，激素就會失效。把變質的生長激素打到體內以後，不但沒效果，還可能引起一些過敏反應。

有這樣一個例子：一個媽媽來找我，說孩子每天都注射生長激素，但是效果不好。我請她回去檢查一下冰箱，結果發現冰箱上雖然標明是攝氏4-8度，但測試實際溫度是攝氏零下4度。也就是說，由於冰箱的品質有問題，導致了生長激素製劑失效。

另外，因為人的體質不同，個體差異性是很大的，所以對於治療效果不能一概而論。我們應制訂個性化的治療方案，因人而異地進行指導和治療。所以，如果發現注射生長激素之後效果不是很理想，父母應首先在醫師的幫助下確認是什麼原因導致，不要急著停藥或者換藥。

生長激素應該打多少

生長激素的劑量跟孩子的體重有關係。比如青春期前，每公斤要求0.1個單位；青春期以後，每公斤要增加到0.15個單位。

隨著青春期開始，人對生長激素的需求量就增加了。這個時候需要提高注射劑量，當然，這劑量需要根據經驗公式來測算。

　　注射規定劑量的生長激素之後，每隔3個月要複檢。複檢的過程中，如果孩子的生長速度已經達到1年8-10公分，那就說明達到了理想的效果。如果孩子一年能長高12公分，甚至24公分，那我們認為生長速度太快了。我們不主張長得這麼快，因為長得太快，骨骼的品質會跟不上，容易引發骨質疏鬆。一般來說，青春期只要達到每年長8-10公分就可以了。

　　如果達不到8公分，可以監測孩子體內類胰島素樣生長因子的水平，來適度地增加劑量。一般可以先按照最小劑量進行調整，逐步找到理想的治療劑量。

　　在台灣，生長激素應符合衛生福利部食品藥物管理署規範，每個醫師給法略有不同，以上給法可予參考。

注射生長激素需要注意什麼

　　家長一定要注意不要隨意停藥，也不要隨意更改劑量。我們門診經常會遇到有些孩子打針不到半個月，父母就急匆匆地跑過來問，孩子怎麼1公分都沒長。

　　一般從打生長激素開始至半個月到1個月之間，我們主要觀察孩子有沒有出現不適，比如有沒有眼瞼浮腫、頭疼，轉氨酶（GPT）有沒有升高，這是需要我們密切關注的。所以，剛開始注射的時候，1個月左右要帶孩子回來複診1次，複診主要是看孩子的適應性。

　　評價療效則要到3個月左右複檢，看孩子長高的速度評估劑量是否合適、是否需要調整。這段時間不能隨便停藥，甚至變更劑量。

　　另外，生長激素呈脈衝式分泌，還受性別、年齡和晝夜節律的影響。在孩子夜裡睡覺睡得正香的時候，生長激素的分泌量明顯增加，時間是晚上10點至凌晨1點，尤其是晚上10點前後，生長激素的分泌量達到最高。在這段時間，孩子睡眠品質越好，生長激素的分泌脈衝的頻率、幅度就越高，分泌量越大。

我們注射生長激素也是模擬這個時間，一般推薦孩子在晚上8-9點進行睡前準備，在睡前半小時到1小時進行注射，這樣，孩子在睡著之後，生長激素濃度最高，效果最好。

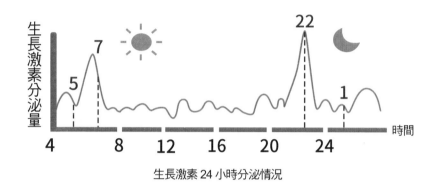

生長激素 24 小時分泌情況

生長激素的注射部位

一般要求在腹部肚臍的周圍，離肚臍大概兩指開外，或者在大腿、胳膊的外側進行注射。要注意不能太靠近肚臍，也不能在同一個部位反復注射。

如果總是在同一個位置注射，很可能會出現脂肪萎縮性凹陷。為什麼會這樣呢？我跟大家簡單解釋一下：生長激素能強化我們脂肪分解酶的活性，所以注射以後，這個部位的脂肪就會全部被啟動，產生熱量用於長高。我見過一個小孩，身體的某一個位置就像一個碗，明顯地凹下去，因為他總是在這個固定部位注射，造成了脂肪萎縮。所以，一定要避免總在一個部位注射，要輪換著多個點位來注射。可以以肚臍為圓心，以3公分為半徑畫一個圓，像鐘錶盤一樣標註1-12個點。特別瘦的孩子可以避開12點和6點的位置，每天選擇一個點的位置注射，輪流10天，重新開始下一個週期，這樣就可以有序而且均勻地進行注射了。

持續注射一段時間以後，小孩可能會快速竄高，人會變瘦，皮下

脂肪減少，所以在腹部注射時，偶爾會出現肚子痛的情況，因此我們可以選擇大腿外側或胳膊外側輪流注射。

總結一下，生長激素注射部位選擇的注意事項：要輪換注射部位，交替選擇注射部位；兩次注射部位之間，間隔2-3公分；避免產生皮下脂肪硬結，影響藥物的吸收。

此外，要避免一些特殊的部位，比如注射疼痛比較明顯的、有瘀傷的、有感染的、有出血的、有皮下硬塊、皮膚凹陷的部位。如果已經出現皮膚凹陷，一定要交叉換位進行注射。

注射部位注意事項

輪換注射部位	①替選擇注射部位 ②兩次注射部位之間，間隔 2 - 3 公分 ③避免產生皮下脂肪硬結影響藥物的吸收
避開部位	疼痛 / 瘀傷 / 感染 / 出血 / 皮下硬塊 / 皮膚凹陷

生長激素注射方法

粉劑注射流程

注射粉劑時，需要準備的物品：粉劑的西林瓶、注射用水的安瓿瓶、一次性注射器、一次性消毒棉片。

注射步驟：

1. 注射前，要用肥皂清潔雙手，並將手置於流動的水龍頭下面，清洗乾淨。保持雙手潔淨，避免感染。

2. 打開西林瓶瓶口，將注射用水沿著瓶壁緩緩地注入藥粉瓶，使藥劑溶解。有些患者療效不好，就是因為將注射用水注入藥瓶的速度太快，整個瓶子裡都是泡沫。這種情況很容易造成藥品失效，或者由於泡沫附著在藥瓶和注射器壁上，注射時產生藥品浪費，導致注射劑量達不到要求，效果自然會不好。

3. 溶解製劑。現在的製劑水準很高，不用上下左右來回晃動，只

需要在桌上來回地移動2-3次就可以了。

4. 用注射器轉吸藥液，吸完後，將針尖向上慢慢排出空氣。排出空氣的時候，動作幅度不要太大，避免損失過多的藥液。

5. 將注射部位消毒，注射藥液。用酒精、碘伏或者消毒棉片擦拭注射部位，擦拭之後可以等待1分鐘，等到皮膚稍乾再進行注射。如果馬上注射，可能會引起注射部位的疼痛。

6. 注射完藥液後，拔出針頭，用棉片按壓注射部位片刻。如果拔出針頭之後不按壓，有可能會有藥液冒出來，造成損耗。

以上是注射的完整流程，一定要按照這個步驟一步一步地操作。在操作中，要留意各種注意事項。

短效水劑注射流程

水劑相對來説比粉劑方便，不需要溶解。

注射水劑需要準備的物品：水劑電子注射筆、一次性針頭、一次性消毒棉片、水劑藥物一瓶。

注射步驟：

1. 水劑的藥品一般都是在冰箱裡保存著，要保證保存溫度為攝氏4-8度。注射前，一定要注意提前15分鐘從冰箱裡拿出，避免在溫度過低的情況下注射到體內，引起疼痛。

2. 注射者要把雙手放在流動的水龍頭下，用肥皂清洗雙手，保持雙手的潔淨，避免感染。

3. 設置好水劑電子注射筆。首先，按下水劑電子注射筆的開關鍵，查看電量是否充足。其次，按設置鍵，選擇「劑量」，調整劑量。再次，按開關鍵確認返回，選擇「速度」，一般我們是選擇慢的模式；選擇「記錄」，可以查看每次注射生長激素的時間；選擇「時間」。最後，按下開關鍵返回一開始的頁面。

4. 消毒瓶口，安裝一次性針頭。

5. 要排出針內的空氣，再次確認設置的劑量。

6. 將注射部位消毒，注射藥液，收起電子注射筆。注射完之後，要用棉片稍微按壓一下注射部位（具體操作與粉劑注射一樣）。

長效水劑注射流程

長效的生長激素，一般是每週注射1次。

注射長效生長激素需要準備的物品：長效生長激素1支、一次性注射器、一次性消毒棉片。

注射步驟：

1.注射前，要求注射者在流水下用肥皂清洗雙手，保持手的潔淨，避免感染。

2.之後抽取藥液，然後用酒精擦拭注射部位，最後注射藥液。

在此強調，一定要在每週固定的同一天注射。我們遇到過這樣的情況，一般來說兩次注射的間隔是7天，如果在不同的天數注射，整個注射節奏亂了，就容易出現少打或者漏打的現象。

另外，家長要準備一個本子，專門記錄小孩的飲食、運動、生活習慣方面的問題，也記錄好每次注射的時間，最好具體到某年、某月、某日、幾點、幾分，避免出現少打或者漏打的情況。

注射後注意事項

1. 注射後的1個月是安全監控期，要觀察孩子是否出現眼瞼腫、腿腫等症狀。

2. 注射以後局部會出現疼痛，會有一些輕微的過敏反應，但一般2-3週就逐漸自行消退。

3. 3個月後要進行第一次正式的複診，看孩子身高長了多少，體重增加多少。監測體重是因為打了生長激素後，胃口會特別好，有些孩子會明顯發胖。監測體重目的是要根據體重調整生長激素的劑量。有些父母1年以後才帶孩子來複診，說效果不好，所以我想提醒各位父母，一定要每隔3個月複診一次，因為生長激素的劑量是按照體重決定的。注射激素之後，孩子的體重可能會進入快速增長期，如果3個月之後孩子不來複診，但是體重已經增加，原本的注射劑量卻沒有變化，那效果自然不好。另外，每隔3個月複診1次，不僅要監測小孩的生長發育的情況，同時要檢查孩子的肝功能、甲狀腺功能，及血液常規檢查等。小朋友進入快速生長期以後，如果營養跟不上就會出現貧血。在治療中，有些孩子會出現輕微的肝腎功能變化，輕微的轉氨酶升高，也需要進行對症處理。

4. 研究發現，生長激素缺乏性矮小症的孩子，在用生長激素進行治療的過程中，有25%-30%會出現以總T4和游離T4（T4為甲狀腺激素的生物活性部分，能直接反映甲狀腺功能狀態）降低為表現的甲狀腺機能低下。這就需要適當地補充甲狀腺激素。當然，不是所有的孩子都會這樣，所以需要定期地複診。

5. 在治療的過程中，父母需要拿個本子記錄孩子打針的情況，別漏打，劑量不要多也不要少。父母也可以鼓勵孩子自己記錄，幫助孩子克服這種恐懼心理，對孩子的健康成長也是有幫助的。

6. 5歲以上的孩子若能自己注射，一定要自己注射。自己注射的孩子適應性往往特別好。如果是由父母注射的話，當父親出差或是晚上有應酬時，孩子那天可能就沒辦法注射了。我在研究中發現，自己注射的孩子在幾次以後，他對於「打針」這件事情的恐懼心理會減弱很多，長期注射對孩子心理上的負面影響也會小很多。

7. 父母要對孩子進行身高的監測，每隔1個月、3個月都要監測身高，記錄資料。適度地監測身高、體重的情況，作為下一次複診時醫師了解孩子生長情況、進行劑量調整的依據。當然，我並不主張每天都監測，一些父母每天早晚都會給孩子測量身高和體重，本子上的記錄密密麻麻，監測得太頻繁了，反而會讓孩子產生心理上的壓力，父母自身也會感到焦慮。

8. 父母要監測孩子的飲食運動情況。很多父母覺得打了生長激素以後就不用管其他，孩子自然而然地就會長高。一定要記住，想讓孩子長高最主要的是調整好生活習慣、飲食習慣，不能把一切都託付給醫療手段。如果飲食不跟上、不好好吃飯、不加強營養，注射生長激素的效果也會差一些。另外，如果運動不跟上，也會影響到生長激素的療效。所以，父母幫助孩子記錄飲食運動的情況，對於促進孩子的生長發育是有效的。在育兒過程中，有一個理論叫行為「介入」，而幫助孩子養成健康的生活習慣、飲食習慣、運動習慣，實際上就是一種行為介入的過程。每天記錄，就是在不斷地幫助孩子強化這方面的意識，自然很容易幫助孩子建立持久且健康的生活習慣。

▶ 長高筆記

　　生長激素一定要在生長板閉合前用，在3歲以後越早治療越好，能夠讓孩子獲得更大的長高空間。

　　父母要按時帶孩子複診。只有這樣，醫師才能根據孩子的生長情況不斷調整治療方案，讓生長激素的療效達到最佳，最終讓孩子獲得理想的身高。

▶ 親子時間

詳細記錄孩子每天打針的情況，拿著記錄本來複診。引導孩子參與到記錄的過程中，共同來完成這個作業。

運動方式對了，才能快速、結實地長高

想讓孩子健康地成長，達到理想身高，父母還有一項重要的任務，那就是陪孩子運動。大量的研究證實，有運動習慣的孩子的身高比不運動的孩子普遍高2-3公分。

首先，運動可以幫助孩子調節情緒。我們體內有一種激素叫「內啡肽」（endorphin，亦稱腦內啡），它是一種由腦下垂體和下視丘所分泌的氨基化合物，能夠給人帶來一種愉悅的感覺，還能幫助人緩解壓力。而運動可以幫助人體分泌更多的內啡肽。這也就是為什麼我們運動完之後，雖然身體上很疲憊，但是心理往往會感覺很愉悅、很快樂。孩子運動之後，體內的內啡肽會提高，情緒會更加積極，而積極的情緒本身就能促進生長發育。

其次，運動之後孩子因為比較疲憊，睡眠品質就會明顯提高，而我們說過，生長激素的分泌峰值就是在睡眠的時候，好的睡眠會促進人體分泌更多的生長激素。孩子睡得越好，個子自然會越高。

我見過很多類似的例子：父母帶著孩子來就診，在給孩子進行檢查之後，我多半不會給他開藥，而是幫助他調整飲食結構，並且給他制訂運動計畫。

一般來說，孩子按照我給的醫囑有規律地進行運動，不出3個月，他的身體就會變得比原來更好。半年或者1年之後，我們給孩子測量身高，多半會發現孩子的生長速度比以前快了。

再次，適當的運動還對骨骼生長有幫助，能夠促進體內血液循環，增加骨的血液供應，讓骨骼得到更多的養分。這樣一來，骨骼就

能快速地增長，骨骼的品質也會變得更好。比如，骨骼的橫徑增寬、骨髓腔增大、骨的重量增加、骨皮質增厚、骨密度增加。總體而言，運動會讓我們的骨頭生長加速，而且越長越結實。

事實上，很多家長都會陷入一個很大的誤解：只追求長高，長得越快越好。

我想提醒大家，在孩子快速長高的時期，我們不僅要關注孩子每年長了多少，還要關注孩子的骨骼品質。

比如，有些孩子1年能長8-10公分，甚至有的1年長15公分，這時父母往往會特別高興。但事實上，除了關注長高的速度，我們還應該注意孩子的骨骼是不是結實。因為越來越多的研究發現，老年人常見的骨質疏鬆問題，往往是孩童時期種下的因——小時候骨骼品質跟不上，長大以後極大可能會出現骨質疏鬆。

在孩子的骨骼快速成長的過程中，骨質密度會迅速上升，到35歲左右達到一個峰值，過了這個峰值，骨質密度就不可能再上升了，只會逐漸以每年0.5%-1%的速度下降。那麼我們要做的，就是儘量讓這個峰值更高。

舉個例子，我們把人體骨質密度的變化過程比作一座山峰。如果某人在35歲時達到骨密度的峰值如同珠穆朗瑪峰那麼高，那麼即使之後其骨質密度每年以0.5%-1%的速度下降，到80歲時也降不到海拔3,000公尺的高度。這個骨質密度我們認為是合格的。

如果他的骨質密度峰值只到了海拔3,000公尺高度，那麼他出現骨質疏鬆的風險明顯高於其他人。

所以，家長不要只關注孩子長高了多少，還要幫助孩子的骨量、骨密度得到盡可能的生長，才能避免將來患骨質疏鬆。而最好的辦法，就是正確地補鈣和維生素D，並且適當地運動，促進骨骼發育。

不同年齡適合的運動形式

不同年齡層的孩子應該選擇不同的運動形式，儘量遵守孩子身體發育的規律。

適合 3 歲孩子的運動形式

3歲的孩子處於運動的起步階段，身體還比較弱小、柔嫩，不太適合複雜的運動。這個時期，我們要特別關注提高孩子手腳協調的能力。醫學上有一個概念叫感覺統和，簡單來説是孩子大腦和身體配合的能力。手腳越協調，孩子將來的大腦發育就越好。

這個時期，我們最提倡的是爬行、攀登，比如爬樓梯、爬沙發等。

再大一點以後，可以讓孩子慢慢地跑。父母可以利用各種各樣的遊戲來督促孩子跑動，比如捉迷藏、老鷹捉小雞、玩皮球、追氣球、追肥皂泡泡等。

除了正向的跑以外，還可以通過變向跑，比如故意把玩具放到身後，不斷地改變方向，讓孩子來追玩具，這種變向的跑動可以提高孩子的手腳協調能力和下肢的肌肉力量。

再接下來，可以跳繩、跳格子。通過增強孩子的協調能力，讓孩子更好地適應運動，更喜歡運動。

適合 4 歲孩子的運動形式

這個年齡層的孩子，活動能力已經得到很大的提升，可以試著多進行一些戶外運動，到太陽底下邊運動邊進行日光浴。

可以去戶外做操、跑步、打球。比如隔著1-2公尺給孩子一個球，讓孩子主動去抓球。通過這個過程，能夠提高孩子手指的精細運動能力，全面提高運動協調的能力。

5 歲以後，哪些運動能促進身高發育

從5歲開始，就要進一步提高運動的強度，並且選擇多樣性的運動方式了。比較適合這些「大孩子」的運動形式是伸展性運動，比如健身操，還可以增加一些彈跳性的活動。

對於5歲以上的孩子，我最推薦的是跳繩。我在北京協和醫院是有名的「跳繩教授」，恨不得讓所有小朋友都去跳繩。跳繩能夠促進孩子的手腳協調，是非常有效的感覺統合訓練方式。另外，跳繩這項運動對於場地沒有限制，如果室外空氣不好，在室內跳繩也是很方便的。

另外，適當進行全身性的運動，比如快走、慢跑、游泳等。這些都是能夠擠壓軟骨板的運動，軟骨板受到刺激就會快速地增長，同時促進孩子長高。

總體來說，要引導孩子愛上運動，並且養成持之以恆運動的習慣。這對孩子來說，是受益終身的。

最後還要強調一個誤解：很多父母一想到讓孩子長高，就讓孩子做「吊起來」的運動，比如拉單槓、雙槓。這類運動看起來好像會讓孩子長高，事實上拉開的是關節間隙，而不是真正讓孩子的長骨變長。

我小的時候，媽媽特別喜歡要求我背著書包，雙手抓住門框上面，掛在門框上，希望我能長高。但是我掛著掛著發現胳膊「越變越長」了。實際上，這並不能促進長高，因為拉開的是關節間隙，不久就會被「打回原形」。

運動的強度和頻率

每週要運動4-5天，每次30-45分鐘。

真正對長高有益的運動是快走、慢跑、跳繩、游泳。它們的共同特點是長時間、不間斷、有節奏，容易堅持。

很多父母給孩子選的運動是球類運動，打籃球或者踢足球。但是我想提醒大家，很少有小朋友在打籃球的時候，會像喬丹那樣滿場地

跑，多半是跑兩步投一下，很容易間斷。

所以，我非常推薦跳繩這種運動，它很簡單，容易上手，容易堅持，而且很有節奏。最重要的是，它能促進手腳協調，幫助大腦發育，改善整體的智力發育。

為了督促女兒去跳繩，我還為她訂了一個比賽計畫，每天跟她一起跳，看誰跳得更好。

很多父母可能會認為「孩子還小，不會跳」。事實上，哪有孩子一出生就會跳繩呢？任何運動都需要循序漸進，我們可以做好規畫，比如第一週每天100個，慢慢過渡到每天200個，之後再慢慢過渡到400個、800個、1,000個。

每天800-1,000個就很好了。長時間地堅持下去，對孩子長高很有幫助。

最推薦運動：跳繩

原因	規畫
①簡單易上手 ②容易堅持 ③促進手腳協調 ④改善智力發育	第一週，100個/天 第二週，200個/天 第三週，400個/天 第四週，800 - 1,000個/天

在任何運動的過程中，都一定要注意運動防護，防止運動勞損。比如孩子要注意保護好膝關節，因為只有軟骨板健康，才能促進孩子長得更高。

如果孩子長得比較快，比如1年長8-10公分，他的膝關節可能會有脹痛感。排除其他問題之後，我們會發現那是生長痛，也就是孩子的骨骼長得比較快，由於骨膜牽拉引起膝關節的疼痛，這是很正常的。

但是如果因運動強度太大，或者運動的姿勢不正確導致膝蓋疼痛，可能就說明孩子的軟骨受損了。所以我想特別提醒一點，就是要保護孩子的軟骨，因為膝關節的軟骨原裝的只有一副，想要運動，離不開膝蓋。

　　所有運動在開始之前，必須注意熱身。如果某種運動需要持續性地不斷重複，那麼就要注意韌帶的勞損。

　　比如爬樓梯，尤其是下樓的時候，特別要注意膝關節的勞損。我們正常站立的時候，膝關節承受的重量是我們體重的一半，但在下樓時，每一邊的膝蓋都會有一個快速往下衝的慣性力，在這一瞬間，膝關節承受的重量是體重的6-7倍。時間久了，軟骨、韌帶都可能受傷。

　　所以，孩子在運動時，父母一定要在旁邊陪伴，要關注孩子，注意適當、適量，防止孩子運動過量或者姿勢不對，導致運動損傷。

　　運動要循序漸進，但是有些父母比較貪心，一開始就要求時間特別長，初期就大於30分鐘，後期大於60分鐘。這樣的方式，運動強度會快速拉上來，肌肉很容易受傷，而且骨骼肌肉的營養供給受阻，反而不利於孩子生長。

　　我們提倡快走、慢跑。這些運動本身沒問題，但是有些父母卻把它們變成無氧運動，讓孩子快速地跑100公尺，然後休息一會兒，之後再跑一組100公尺。這種無氧運動容易造成乳酸堆積，小朋友很快就會覺得肌肉痠痛，自然就不太愛運動了。

　　所以，父母最好幫助孩子優先選擇有氧運動，長時間、不間斷、有節奏地運動，比如慢跑，強度和時間都要在孩子可承受的範圍內。

　　我遇到過一對父母帶5歲的孩子去跑馬拉松，結果跑完之後孩子渾身痛，膝蓋和肌肉都疼得受不了，這其實有違健康運動的準則。對孩子來說，體力、耐力、運動能力都還比較弱，不適合參加類似於馬拉松這種超高強度的運動。

　　另外，我們需要適度地擠壓骨骼，刺激骨骼生長，但是不能過量地負重。我見過有些孩子6歲就開始練槓鈴，這是很過分的，因為過度地擠壓孩子的骨骼，肯定會影響生長。

　　要避免運動的速度太快，尤其是跳繩，有些小朋友跳得特別快，5分鐘跳1,000下。這種高頻率的運動方式容易造成韌帶拉傷，損壞關節。

最後，還要避免只練單一的項目，我在門診遇過連續幾個月天天跳繩3,000下的孩子，結果導致韌帶發炎。所以，孩子的運動一定要循序漸進、科學合理且多樣化。

孩子運動受傷怎麼辦

小朋友的骨折一般是柳條狀骨折（亦稱不完全骨折，常見於兒童。因為在植物的枝條中常見折而不斷的情況，故以「柳條狀」進行類比），不會移位。一般生長板閉合以後，它會自動糾正，但要避免同一個部位多次受傷。如果孩子不小心受傷了，在之後的運動中，要更加密切地關注孩子的受傷部位。如果出現問題一定要及時就診，一般來說，大多不會有後遺症。

當然，最重要的是在運動、遊戲中避免受傷的情況，做到防患於未然。我見過這樣的例子，一個小男孩比較頑皮，非要和爸爸掰手腕，結果不小心導致了肌肉拉傷、柳條狀骨折。所以，無論是運動或是遊戲，都應該選擇安全性較高的，以避免安全風險。

易使孩子受傷的運動

時間過長	初期 >30 分鐘	肌肉受傷
	後期 >60 分鐘	骨骼/肌肉營養供給受阻
強度過大	馬拉松	骨骼提前骨化，停止生長
	力量訓練	呼吸跟不上，大腦缺氧
	掰手腕	損傷肌肉/韌帶
速度過快	跳繩 1,000 下 /5 分鐘	損傷膝關節
只練單一專項	連續幾個月天天做	容易受傷，不易堅持

多參加戶外運動，促進補鈣

許多孩子都在補鈣，其實，現在孩子們的食譜裡普遍都不缺鈣，缺的是維生素D。

我們在前文說過，人體內的維生素D有90%以上來自太陽光裡紫外線的照射，而維生素D能促進人體對鈣的吸收。

孩子們的讀書時間過長，排擠掉戶外運動時間，這才是孩子缺鈣的主要原因。所以，父母應該鼓勵孩子多出去參加戶外運動，以合成更多的維生素D。

在戶外活動時，要注意曬太陽的強度循序漸進，一般10-20分鐘。3-7歲的孩子曬太陽的時間和頻率，跟0-3歲差別不大。春秋季可以從上午9點開始；夏季則從上午8點開始；冬季可以從上午10點開始。全年的下午4-5點都是比較適宜曬太陽的時間。此外，要避免小朋友在上午10點至下午2點直接曬太陽，以免曬傷。以上是大致時間，具體視各地的情況來定。

3-7歲的孩子要避免陽光直射眼睛，孩子的衣著和防護採日常穿搭即可，皮膚的暴露面積要適度增大，不要穿防曬衣，也不建議塗防曬用品，不戴墨鏡。帽子有帽簷就可以了，防止眼睛受到直射。

另外，最好選擇空曠、沒有高樓遮擋的樹蔭旁，或者向陽的屋簷下作為曬太陽的場所。曬太陽不要隔著玻璃曬，因為UVB的穿透力比較弱，容易被玻璃遮擋，降低維生素D的合成率。

如果冬天長時間出現天氣不好的情況，沒辦法進行戶外活動，建議適度地給孩子口服維生素D的補充劑。

▶ 長高筆記

父母對於孩子最大的投資就是讓孩子熱愛運動，最推薦的運動是跳繩。根據不同的年齡，有不同的運動形式，要選擇適合他們的運動形式。

3歲的孩子，適合爬行等加強協調運動能力的運動。

4歲的孩子，可以去參加跑步等戶外的運動。

5歲的孩子適合跳繩、打球、游泳、彈跳測試等運動。

▶ 親子時間

父母應鼓勵孩子參加運動。建議父母準備一個筆記本，記錄孩子運動的種類、時長，讓孩子能夠養成持之以恆運動的習慣。

另外，注意協助孩子保護好自己，幫孩子選擇適合他年齡層的運動，不要運動過度。

調整睡眠時間，讓生長激素分泌量增加 3 倍

經常有媽媽跟我抱怨：「小朋友像一個永動機，有無窮的精力，一到晚上就興奮得不得了，好像一整夜都不用睡。因為總是熬夜，孩子平時常生病，上課時注意力不容易集中，學習成績也不好，真不知道怎樣才能讓小朋友養成好好睡覺的習慣。」

相信這種情況很多父母都遇到過，尤其在3-7歲小朋友可能較活潑好動，很愛玩，到晚上就不容易入睡。而缺乏睡眠、睡眠障礙，往往會引起生長激素分泌障礙。睡眠品質不好，還可能跟一些潛在的疾病有關係，比如消化道問題、呼吸問題，睡不好也會加重這些病情。

另外，越來越多研究發現，睡眠障礙會引起代謝性肥胖，還會影響孩子腦細胞的發育，導致孩子記憶力下降。這就是為什麼那些愛熬夜的孩子，上課的時候更容易走神，學習成績也更差。

所以，父母要想辦法讓孩子養成規律的睡眠，不能任由他在晚上因為貪玩而不睡覺，以免影響身高。

孩子怎樣睡，才能保證生長激素分泌量最高

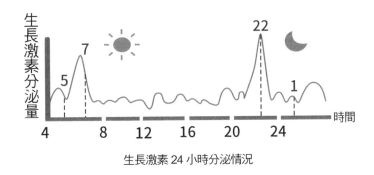

生長激素 24 小時分泌情況

　　這張圖清晰地畫出了孩子一天的生長激素的分泌曲線。

　　我們可以看到，白天活動的時候，生長激素分泌的曲線峰不高，頻率也不高。而在晚上10點至凌晨1點，其間的深度睡眠階段，生長激素的分泌量增加，達到峰值。

　　這個時段，生長激素的分泌量可以達到平時的3倍，深度睡眠的品質越好，孩子的體力就越充沛，食慾也會越好，不容易挑食，並且肌肉能夠得到充分的鬆弛，有利於孩子骨骼的生長。

　　很多父母擔心孩子在夜裡踢被子、翻身、說夢話、磨牙。因為小朋友整體的神經發育並不那麼完善，所以此時往往會做很多夢，白天一些經歷會像放電影似的在他腦子裡過一遍。這樣的情況一點都不稀奇。

　　我女兒兔兔小的時候特別喜歡踢我，我有時一晚可以被踢到床邊3次，但是這並不影響她長高。最重要的是要保證她在這個時段處於睡眠狀態，哪怕她說夢話、踢被子，都不要緊。

　　不少父母喜歡熬夜，孩子也會跟著一起熬到12點，那就很容易錯過孩子在一天之中的生長黃金期。

　　我們可以根據上面的生長激素分泌圖，來安排好孩子的睡眠時間。

什麼時候起床

從早上5點開始到7點叫「覺醒週期」，小朋友要開始為起床做準備了。這個時間，孩子體內的生長激素也處於分泌的小高峰。

所以請大家注意，我們說的早起不是越早越好，不建議5點之前就起床。另外，還要注意規律地生活，自然醒，拒絕睡回籠覺。

正確地睡午覺

在中午，孩子體內的生長激素的整體分泌是偏低的，所以並不建議一定讓孩子睡午覺。最好是孩子累就睡，不累就不睡。如果要睡午覺，建議不要吃完飯馬上就睡，最好在飯後半小時開始午休。另外，午休的時間也不宜過長，有的孩子午休達2小時以上，那麼晚上肯定就會開始鬧騰，不容易入眠。其實大人也是一樣的，夏天如果午睡兩三小時，就會越睡越昏沉，越睡越難受。

午睡最佳的時間是10-20分鐘，原則上不超過半小時。對於小孩來說，千萬不要因為午睡干擾了整個睡覺規律，影響到夜間的睡眠品質。

不同年齡層的孩子應該怎麼睡

孩子在不同的年齡層，對睡眠的時間要求是不一樣的。

3-5歲，建議是10-13小時。不足8小時或者是超過14小時都不合適。不睡覺的時候可以帶孩子多出去參加戶外活動，多曬太陽。運動鍛鍊會讓大腦產生更多的內啡肽，讓人身心愉悅，也會改善睡眠的品質。

6-7歲，一般要求睡眠時間是9-11小時，不低於7小時，當然也沒必要超過12小時。父母會有個誤解：平時小孩上學睡眠時間不夠，所以週末讓孩子多睡幾小時，把這個眠補回來，其實睡眠是補不回來的。

最積極的補眠辦法是鼓勵孩子參加鍛鍊。透過鍛鍊，讓孩子在晚

上的睡眠品質變得更好。

不同年齡層的睡眠時間

	3 - 5 歲	6 - 7 歲
推薦	10 - 13 小時	9 - 11 小時
不推薦	不足 8 小時 超過 14 小時	不足 7 小時 超過 12 小時

固定睡眠流程，讓睡覺成為有儀式感的事

　　我特別提倡各位父母試著幫孩子養成一個固定的睡眠流程，這樣，孩子很快就能養成固定時間睡覺的習慣。孩子能按時睡覺了，睡眠品質也能夠得到相應的提升。

　　比如，想要孩子晚上9點睡覺，父母晚上8點半就要開始拉窗簾、關燈，用這樣的方式告訴孩子：「你該睡覺了。」同時，讓孩子上床蓋好被子。

　　父母可以親吻孩子的額頭，告訴他醒來以後就能看見爸爸媽媽，讓孩子安心地入睡。通過一個流程，不斷地釋放讓孩子睡覺的信號。

　　增加睡眠的儀式感，比如在睡覺之前洗澡、刷牙、尿尿，不斷地強化孩子要睡覺的信號，告訴他：「做完這些事情，就應該睡覺了。」

　　長期地養成這種流程，會讓他形成一種反射行為，以後不需要你要求，他也會乖乖地自己上床蓋好被子。

　　讓孩子必須到點就躺到床上去，平靜下來。

　　父母也可以幫助孩子，為孩子講講故事、哼唱搖籃曲、放點輕音樂。我女兒兔兔喜歡聽故事，我就打開手機裡的音訊，播故事給她聽，每天一到入睡時間，一聽《三國演義》她就迷迷糊糊地睡著了。

　　她聽不聽得懂並不重要，重要的是她聽到了睡覺的信號。

　　培養孩子良好的睡眠習慣不是一朝一夕的事情，父母最重要的是

要有耐心，每天注意在固定的時間引導孩子入睡，時間一長，孩子就能自己主動睡覺了。

▶ 長高筆記

晚上10點至凌晨1點、早上5至7點是生長激素分泌的兩個黃金時間，要保證孩子進入正常的睡眠狀態。

▶ 親子時間

請大家記錄孩子的睡眠流程，全家一起幫助孩子養成對睡眠的儀式感。用筆記本記錄孩子的睡眠習慣，比如孩子夜裡何時入睡、早上何時醒來、午休的時長等。要鼓勵孩子晚上8點半上床睡覺，幫助孩子培養好的睡眠週期。

如果有條件，可以幫孩子買一個記錄睡眠狀態的手環，有效監測孩子的睡眠品質。

睡眠品質差導致生長發育遲緩，怎樣改善

有些小朋友並不是主動熬夜，而是睡眠品質差，導致想睡也睡不好。常有的狀態是晚上睡不著，早上起不來，上課也學不到東西。

另外，即使在睡眠中，孩子也可能會出現做噩夢、呼喊，以及夜裡頻繁上廁所、打鼾、抽動、翻身等。

打鼾在這個年齡可能是腺樣體肥大所導致，如果孩子出現吹哨一樣的聲音，要特別小心，以免引起缺氧。這種情況一般需要到耳鼻喉科做進一步的檢查，讓專業的醫師做出診斷。而對於其他的情況，父母可以在家裡進行有效介入。

找到孩子睡眠差的原因

睡眠差有一個簡單的判斷標準，那就是孩子早起之後的精神狀態。我們可以觀察孩子第二天的整體精氣神怎麼樣、學習注意力是否集中、心情是否愉悅等，這都跟睡眠有一定的關係。

如果父母發現，孩子精神不是很好，那麼就應該細心地進行觀察，也可以和孩子好好溝通，儘量找到孩子睡眠差的原因。

引起睡眠品質差的原因有很多，包括焦慮情緒、壓力比較大、白天太興奮或者午睡時間太長等。

還有可能是不良的飲食習慣導致的。比如白天在學校不好好吃飯，晚上吃太多，而吃得太飽會導致入睡困難。我女兒兔兔就是這樣的，她嫌學校午餐不好吃，所以晚上回家就狂吃，結果很容易引起消化不良，夜裡腸道負擔比較重，自然會影響睡眠。

另外，睡眠環境不舒適也會導致孩子睡不好，比如屋裡太熱、被子太厚等。所以父母可以針對睡眠環境進行調整，儘量讓睡覺時的溫度合適。擔心孩子踢被子，那不妨讓孩子穿稍微厚一些的睡衣，蓋上薄薄的被子，或者直接讓孩子在睡袋裡入睡。

有些孩子睡覺的時候容易抽動，父母也要尋找原因。尤其是冬天的時候，可能是由於日照時間不足導致孩子缺乏維生素D，出現缺鈣，同時引起神經的興奮性增加，稍微一受刺激，孩子可能就會有抽動的情況。

做噩夢也是孩子睡眠的殺手之一。如果孩子經常做噩夢，半夜驚醒，我們要想辦法幫助他趕跑噩夢。

對於3-7歲的孩子來說，他們的腦袋裡可能會經常出現一些幻想出來的畫面，這跟他們平時接觸到的資訊有關。比如前段時間，有對父母帶著孩子到我的門診，說孩子天天做噩夢，根本沒辦法好好睡覺。我就和兒童心理專家一起來幫他們分析，到底是什麼原因導致的。

通過詢問，我們發現孩子在電視上看到了一個可怕的情景，夜裡這個情景就一直迴旋在他的腦海裡。

　　這個時候，我們要做的就是幫助孩子趕跑這個情景。

　　第一步：要鼓勵孩子描述一下他的夢境。一開始，他可能因為害怕而不敢說，所以我們要慢慢地鼓勵他，引導他把這個夢境說出來。父母可以告訴他：「你在夢裡遇到了什麼樣的壞蛋？不要擔心，我們來幫著你趕走這些壞蛋。」

　　第二步：要擊碎這個虛幻的夢境給孩子帶來的傷害。在這個過程中，要給孩子適度的心理支持和引導，幫助孩子更好地平復情緒。告訴孩子，有爸爸媽媽在他身邊，夢裡的壞蛋不會傷害到他，讓他體會到一種家庭的安全感。這樣，就能慢慢地克服這些經常干擾他的噩夢。

　　當然，有些夢孩子能記得，有些記不得，我們只要引導他大致描繪出來就夠了。這樣才能了解孩子到底是哪些方面出了問題，進而有針對性地進行心理輔導，幫助他們克服問題。

如何清除睡眠障礙

　　為大家介紹提升孩子睡眠品質的兩個方法：第一，清除睡眠障礙；第二，創造適合睡眠的氛圍。

如何挑選床墊

　　要兼顧彈性和支撐性，選擇支撐性比較好的床墊，比如彈簧床、乳膠床、記憶泡棉床等。

　　最好避開偏軟的床墊，因為彈性過大的床墊會導致身體下陷，被動彎曲，不利於身體的伸展。

清除睡眠障礙——床墊

太軟的後果	①身體下陷 ②被動彎曲 ③不利於身體伸展 ④阻礙長高
如何挑選	偏軟床墊（×） 彈簧床、乳膠床、記憶泡棉床（✓）

如何挑選枕頭

枕頭不好會影響到頭頸的發育，影響到大腦的休息，阻礙生長。

枕頭不能太高，如果太高，短期會阻塞氣道和呼吸，長期可能會導致孩子的形體或者姿勢出現問題，最典型的就是駝背。當然也不能太低，太低會造成支撐不夠，小朋友會比較緊張，對睡眠也不好。一般來説，3-6公分的高度是比較合適的，跟小朋友這個時期的發育高度相適宜。

另外，枕頭的寬度最好跟孩子頭的長度差不多，枕頭的長度則要稍微大於孩子肩膀的寬度。材質一般建議用不太容易發黴的，比如鴨絨、絲綿等。

清除睡眠障礙——枕頭

負面影響	影響頭 / 頸發育 影響大腦休息，阻礙生長
如何挑選	①高度：3 - 6公分 ②寬度與頭長相同，長度大於兩肩寬度 ③材質：鴨絨、絲綿（不易發黴）

創造睡眠氛圍

創造適合睡眠的氛圍，要避免消化刺激、光刺激以及精神刺激。

避免消化刺激

避免消化刺激，晚上吃太飽容易出現腹脹，睡覺時會擠壓胸腹腔，就會導致睡眠呼吸不暢。

也有研究發現，吃得太飽後夜裡會出現胃食道逆流。

睡前1小時，原則上不要喝甜的飲料和吃糖果。有的小朋友喜歡偷偷在睡前再吃個糖果，這會影響到牙齒的健康。更重要的是血糖會升高。根據大量研究，我們發現血糖升高以後，會影響到生長激素的分泌，從而影響到整體的生長發育。另外，晚飯吃太多，會分泌更多的胰島素，打亂整個生長激素分泌的規律。

喝含糖的飲料以後，也很容易出現夜裡尿床，或者頻繁地起床去上廁所，影響睡眠品質。

如何避免光刺激

小朋友夜裡會怕黑，尤其是小女生，聽完故事以後就特別怕黑，熄燈了就不敢睡覺。有些父母為了讓孩子安然入睡，會整晚開燈睡覺。而開燈睡覺是一種很不好的習慣，它會引起孩子的激素分泌異常，甚至引發性早熟的問題。

所以，孩子睡覺前儘量避免一切光刺激。睡前1-2小時要關電視，讓小朋友的大腦平靜下來。因為小朋友腦神經發育還不是很成熟，他在睡前看電視，電視裡的情節會印在大腦中，睡著之後就會像放電影一樣，在夢中放出來。夜夢太多，會導致他比較緊張，容易出現夜裡說夢話、哭叫的情況。

現在的研究發現，如果小朋友每天看電視超過8小時，那麼在夜裡出現抽動的情況會增加，甚至癲癇發作的概率也會比少看電視的孩子高好幾倍。

孩子怕黑，不敢睡覺怎麼辦呢？為了安撫孩子，我們可以使用小夜燈，等孩子睡著了以後，父母一定要把小夜燈關掉。如果不關燈，一方面會影響到褪黑素的分泌，而褪黑素是能幫助我們改善睡眠的；

另一方面,開著燈會影響到孩子的性發育,即便是小夜燈,也可能會導致孩子性早熟。

光刺激是我在門診發現的父母遇到的很大的困擾,不能小視。

比如有些孩子總是長不高,父母很著急,來到門診詢問我。父母覺得自己的個子比較高,而且孩子平時吃東西也很注意,但不知道為什麼,孩子的生長速度就是很慢。

排除了其他原因之後,我發現這孩子從出生到現在,都是開著燈睡覺的。至此,原因就很明顯了,由於光刺激,孩子一直睡不好,而睡不好肯定會影響長高。

避免光刺激

正確做法	①睡前 1 - 2 小時關電視 ②睡前使用小夜燈
不關燈後果	①褪黑素分泌異常 ②導致性發育紊亂

如何避免精神刺激

精神刺激包括睡覺前進行激烈的運動、玩得太瘋讓精神太興奮、睡覺前批評孩子。

有些父母要求太高,動不動就批評孩子,最後,孩子夜裡經常睡著睡著就哭起來了,可能還會導致他做噩夢,留下心理陰影。

另外,洗澡的時間不宜太晚,因為洗澡後體溫會升高,如果立刻睡覺可能會睡不安穩,影響到整體的睡眠品質。

總之,父母要儘量給孩子提供一個安靜、舒適、無刺激的睡眠環境。孩子睡得好,才能抓住一天當中的生長黃金期。

避免精神刺激

正確做法	①不宜進行激烈的運動 ②睡前不宜批評孩子 ③睡前不要洗澡
洗澡後立刻 睡覺的影響	洗澡後體溫過高, 抑制褪黑素分泌

▶ 長高筆記

要幫助孩子保證睡眠的品質。比如床墊避免太軟,用乳膠等材質最佳;枕頭選擇3-6公分高、不易發黴的。同時消除睡覺前的不良因素,例如睡覺前避免吃太飽、光線不要過亮等。

無論心情多麼不好,孩子多麼頑皮,都儘量不要在睡前批評孩子,否則孩子可能整晚都沒辦法進入深睡眠狀態。

▶ 親子時間

如果孩子近期總愛做噩夢,父母要從精神層面引導孩子走出來,可以跟他談談心,讓他說出自己恐懼的情景。一定要讓孩子感受到父母一直在陪伴他,給他一種安全感,讓他克服恐懼,走出不好的夢境。

破除飲食迷思:吃對了,才能健康地長高

孩子的體形是父母操心的一大難題。我經常碰到很多父母抱怨,說小朋友就像一個仙風道骨的「大仙」,基本上不吃飯,只偶爾吃點自己喜歡的零食,又瘦又小,在班裡是最矮的。

還有一種情況剛好相反:孩子胖乎乎、圓滾滾的,只長肉,不長高。我門診來過一個小朋友,門開著,他幾乎是「滾」進來的,胖得胳膊和腿上都是皺褶,臉頰也胖乎乎的,眼睛都胖得擠在一起,瞇得

看不見了，根本走不動路。

　　碰到這種孩子，我一下子就能猜出來他平時的飲食結構。果然，經詢問後，得知他平時吃東西離不開高醣類食品，尤其是可樂。孩子每天都喝雪碧、可樂、果汁類的甜飲料，怎麼可能不胖呢？

　　為什麼我一下子就能看出來小朋友的飲食結構？因為這種情況在臨床上遇到太多了。要麼瘦瘦小小的，要麼圓乎乎的，小小年紀就氣喘吁吁。這兩個極端都是因為孩子吃得不對。所以，了解孩子的飲食結構，幫助孩子養成良好的飲食習慣，是每個父母的必修課。

　　然而，很多父母都會陷入一些誤解，比如覺得孩子發育不好肯定是缺了點什麼，就亂補。有給孩子吃人參、冬蟲夏草的，有給孩子吃保健品的，結果越吃孩子身體越差。

　　還有一種情況是，父母認為什麼東西好，就多給孩子吃什麼。比如覺得吃水果好，就不停地讓孩子吃水果，結果導致孩子血糖增高。

　　我們飲食結構的基本原則，其實就是兩個標準：一是食物多樣化，不同的食物要有機地結合；二是均衡安排，不是好的東西吃得越多就越好。

　　那麼，3-7歲的孩子到底應該怎麼吃呢？我們可以先把食物分類，然後規定每一類食物的攝取量。

　　比如蔬菜應該是每天都要吃，4歲時每天要吃250-300克，可以分成2.5-3份來吃。7歲的時候每天要吃300克，可以分成3份來吃。

　　水果也一樣，4歲的時候每天要吃150克，7歲的時候每天要吃150-200克，儘量要分成1.5份或者2份吃下去。如果一次性吃下去，肯定會影響到孩子的食慾，他就沒辦法正常進食了。

　　水產品在4歲時，建議每份20-40克，每週吃3-5.5份；7歲時是每份40克，每週吃5.5份。

　　最後，還要增加一些全穀根莖類的食物。具體的攝入量可以參考以下表格。

食物攝入量建議

	4 歲＋	7 歲
蔬菜	250 - 300 克 / 日，2.5 - 3 份 / 日	300 克 / 日，3 份 / 日
水果	150 克 / 日，1.5 份 / 日	150 - 200 克 / 日，1.5 - 2 份 / 日
豆類	105 克 / 週，4 份 / 週	105 克 / 週，4 份 / 週
畜禽肉	25 - 40 克 / 份，3.5 - 5.5 份 / 週	40 克 / 份，5.5 份 / 週
水產類	20 - 40 克 / 份，3 - 5.5 份 / 週	40 克 / 份，5.5 份 / 週
全穀根莖類	40 - 45 克 / 份，3 份 / 日	45 - 50 克 / 份，3 份 / 日

蔬菜應該怎麼吃

一定要鼓勵孩子多吃蔬菜。蔬菜最好是選擇當天的，在條件允許的情況下儘量多樣化，每天至少5種。

小朋友在這個時期喜歡顏色鮮豔一些的蔬菜，比如：深綠色的菠菜、油菜、芹菜葉、空心菜；橘紅色的番茄、胡蘿蔔、南瓜、紅辣椒；紫紅色的紅莧菜、紫甘藍等。

深綠色的蔬菜富含維生素C和葉酸；橘紅色的蔬菜則含有β-胡蘿蔔素，對於孩子的視力是有幫助的；紫紅色的蔬菜裡含有大量的花青素，對於保護孩子的心腦血管有明顯的幫助。

通過選擇顏色鮮豔的多樣化蔬菜，讓孩子更喜歡吃，確保營養能夠充分攝入，促使他們更好地成長。

烹飪方式建議以煮、蒸、清炒為佳。因為在這樣的情況下，蔬菜的營養保留得比較完整。

挑選蔬菜建議

	深綠色蔬菜	橘紅色蔬菜	紫紅色蔬菜
舉例	菠菜 / 油菜 / 芹菜葉 / 空心菜	番茄 / 胡蘿蔔 / 南瓜 / 紅辣椒	紅莧菜 / 紫甘藍
營養	維生素C、葉酸	β-胡蘿蔔素	花青素
作用	輔助補充鈣、鐵	保護眼睛，改善夜盲症	保護心腦血管健康
挑選原則	①新鮮：當天蔬菜當天買 ②多樣：每天至少5種		

水果應該怎麼吃

有的父母說孩子不愛吃水果，或者只吃一樣自己喜歡的水果，那麼我建議讓孩子跟父母一起做各種各樣的花式水果，比如做成花花綠綠的、心形的，或者拼成小動物拼盤。

孩子參與度越高就越容易吃這些東西。我在女兒兔兔身上試驗過，她會因為食物是自己做的而更喜歡吃。

橙色水果，如芒果、柳丁、柑橘等，富含胡蘿蔔素，可以保護視網膜，緩解眼睛疲勞。

綠色水果，如青蘋果、獼猴桃、綠葡萄，富含維生素C，主要促進骨骼的發育。如果缺乏維生素C，容易出現牙齦炎、牙齦出血。如果牙齒不好，他的咀嚼和消化都會受到影響，最終影響孩子長高。

紅色的水果，如草莓、聖女果、紅柚、紅地球葡萄，富含茄紅素，作用是增強機體的免疫力。3-5歲的孩子上了幼兒園，會經常發熱、感冒、咳嗽，這個時期小朋友免疫力正在完善，容易感染也是能理解的。建議大家挑一些紅色或紫色的水果。

紫色水果，例如葡萄、山竹、桑葚、藍莓等，富含大量的花青素，可以抑制體內的炎症，預防過敏。

每一類食物都有它特殊的作用，最好是輪流體換吃。

在門診，我遇到很多父母得意地說，孩子現在吃水果吃得特別好，因為家裡天天榨果汁。

　　而事實上，喝鮮榨果汁並不等於直接吃水果，這兩者之間是有一些差別的。鮮榨果汁的過程中一般很容易產生大量的營養流失，因為果汁渣裡含有大量的纖維素、鈣、鎂等微量元素，這些很可能會被浪費。

　　另外，小朋友在這個時期需要不斷咀嚼，咀嚼對孩子牙齒的生長是有幫助的。孩子吃得太精細，缺乏咀嚼，牙齒就發育不好。

　　很多孩子到換牙的時期，牙齒一直掉不下來，還需要口腔科醫師來輔助，就是因為缺乏咀嚼。缺乏咀嚼可能導致整個顎面的發育都會受到影響。所以，我們鼓勵小朋友自己吃水果，這對他的整體成長是有利的。

　　還有一點需要提醒大家，如果你有自己榨果汁的經驗，可能會發現果汁不出幾分鐘就開始分層了。很多人都會覺得，商店裡賣的果汁更加絲滑、細膩，口感更好，為什麼呢？因為它可能添加了一些起雲劑，還加入了大量的糖，所以我不建議孩子喝太多的這種果汁。

挑選水果建議

	橙色水果	綠色水果	紅色水果	紫色水果
舉例	芒果／柳橙／柑橘橘	青蘋果／奇異果／綠葡萄	草莓／聖女果／紅柚／紅地球葡萄	葡萄／山竹／桑葚／藍莓
營養	胡蘿蔔素	維生素C	茄紅素	花青素
作用	保護視網膜緩解眼睛疲勞	促進骨骼發育保護牙齦	增強免疫力	抑制身體炎症預防過敏

豆類應該怎麼吃

　　坊間流傳著關於吃豆製品會引發性早熟的各種謠言，而事實上，不談劑量只談影響，是毫無科學依據的。

　　豆類的確含有跟性激素比較接近的成分，叫大豆異黃酮。大豆異黃酮的確有可能引起性早熟，但是按照大豆異黃酮的每人每日參考

攝取量換算成豆漿，相當於一天6大杯。也就是説，我們每天喝超過6大杯的豆漿，才有引起性早熟的可能。

很顯然，喝6大杯豆漿不符合我們的飲食習慣和常識，一個人每天能喝1杯就已經很不錯了。

因此，沒必要對豆漿有什麼偏見，相反地，豆漿中的大豆異黃酮其實有利於防止骨質疏鬆，孩子適當攝取，也有助於他們的骨骼發育。

當然，攝入豆類時最好輪替食用，黃豆、黑豆、紅豆、綠豆等都可以適當添加。也可以食用豆芽，豆芽富含維生素C，是一種營養很豐富的食物。

肉類應該怎麼吃

肉、禽、魚類食物，是優質蛋白質的主要來源。

一般來説，可以優先選擇魚、禽類，少吃一些紅肉。當然，主要還是多樣化地攝取。

在烹飪方式上，清蒸魚類能夠減少營養的流失。成人化的食譜通常會對肉類進行煎、烤、炸，這對身體的健康是不利的。

小朋友在成長的過程中，容易出現缺鐵性貧血，建議適當地食用深紅色的動物內臟。內臟除了含鐵比較豐富，還含有豐富的B族維生素和其他微量元素。

動物內臟中，肝臟、腎臟、心臟、脾臟的鐵元素含量很高，B族維生素的含量也很高。尤其是缺鐵性貧血的孩子，建議可以用動物內臟適度地代替肉類，每月1-2次，每次建議不超過20克。優選動物的肝臟、心臟，禽類的鴨胗和雞胗等。

深紅色動物內臟的營養價值

舉例	肝臟、腎臟、心臟和脾臟
營養	鐵、維生素 B 群
作用	補鐵、蛋白質
用量	1. 1 - 2 次 / 月，代替肉類 2. 每次不超過 20 克 3. 優選動物肝臟、心臟和禽類胗

這一類食物的烹調方式也是建議多蒸煮、少烤炸。尤其是烤串之類的，建議大家要適度控制。

少吃煙燻、醃製的肉製品。煙燻的紅肉是國際公認的一級致癌物，要避免孩子從小養成對這類食物的特殊愛好。

至於現在流行吃的生魚片，我不建議小孩吃，因為生魚片處理不好可能帶有寄生蟲，這對孩子還是有潛在隱患的。

主食應該怎麼吃

全穀根莖類的食物對於亞洲人來說，是一個常見的食物類型，也是我們主要的能量來源之一。在大部分人的飲食結構中，主食含量都居於第一位。

吃主食的原則是保持食物的多樣化，以穀物為主。很多家庭喜歡吃麵，恨不得餐餐都是麵食，這也是不合適的。尤其是對於比較胖的孩子來說，精緻米、精緻麵這類食物不宜攝入過多。不妨在米飯中加入一些穀物，粗細結合，才能幫助全家人補充膳食纖維。

調味品的選擇

調味時，可以適當選用番茄醬、檸檬汁等，做好了就吃，不要隔夜。因為隔夜菜會含有大量的亞硝酸鹽，而亞硝酸鹽是一種致癌物質，不利於小朋友的健康。此外，醃菜、醬菜等口味比較重，容易下

飯，但它們的亞硝酸鹽含量過量，儘量避免食用。

　　我想進一步強調調味品的選擇，因為在看診時發現，幾乎所有生長發育不好的小朋友都有同樣的問題──飲食成人化，多油、多鹽、多糖。

　　俗話說，3歲看老。在飲食上也是如此。小時候孩子喜歡多油、多鹽、多糖的食物，成年以後，他會更喜歡這樣的口味。對於孩子來說，一旦習慣了這樣的口味，成年之後得代謝性疾病的風險就增加了，比如肥胖、高血壓、糖尿病、高脂血症、脂肪肝等。我們之所以要強調幫助孩子調整健康的飲食結構，不僅是讓他現在能健康地成長，而且是為他的一生奠定良好的飲食基礎。

　　調味品的建議每日攝取量，也有一個相應的標準。

　　4-6歲的孩子，每日的食鹽攝取量少於3克，食用油攝取量少於20克，糖攝取量少於20克。7-10歲的孩子，每天的食鹽攝取量少於4克，食用油攝取量少於20克，糖攝取量少於25克。

調味品建議每日攝取量

4 - 6 歲	7 - 10 歲
食鹽＜3 克	食鹽＜4 克
食用油＜20 克	食用油＜20 克
糖＜20 克	糖＜25 克

　　大家可以看到，總體上建議量仍比較少，尤其是對於食用油的攝取，有些家庭高達50-60克，這樣小朋友發胖就難免了。所以，建議大家平時用一個小勺子量一下，20克大概是多少勺，心裡就有數了，不至於在炒菜的時候一下子倒入過量的食用油。

　　最後，我為大家推薦幼兒園一週的早、中、晚餐菜單。

1 週食譜

	星期一	星期二	星期三	星期四	星期五
早餐	星空餅 秀珍菇炒雞蛋 紫米糯米粥 香蕉	菜心炒香乾 香菇雞肉粥 香梨	豆沙扭酥 日式馬鈴薯泥 牛奶燕麥片 蘋果	小豬糖包 萵筍炒雞蛋 地瓜玉米粥 哈密瓜	四喜燒賣 爽口蛋羹 青菜疙瘩湯 香蕉
加餐	優酪乳	五穀豆漿	牛奶	花生豆	優酪乳
午餐	紅豆糯米飯 鳳梨咕嚕肉 清炒合菜 蔬菜豆腐養生湯	營養水果米飯 清蒸鯛魚 五彩斑斕 蘿蔔絲大骨湯	南瓜米飯 素燒三鮮 芹菜百合木耳 番茄蛋花湯	星星米飯 蒜蓉青花菜 紅燒雞翅 山藥紅棗瘦肉粥	紅棗軟米飯 山藥醬香鴨塊 番茄甘藍菜 時蔬海帶湯
點心	火龍果 蘋果	開心果 香瓜 銀耳百合湯	香蕉 柳橙	腰果 白蘿蔔梨子煮水 蘋果	柚子 伊莉莎白瓜
晚餐	多彩迷你饅頭 宮保雞丁 番茄小黃瓜 荷葉粥	牛肉包 蠔油生菜 清蒸山藥 紅棗栗子粥	雜糧饅頭 三色豆 糖醋蘿蔔 銀耳枸杞粥	千層餅 芙蓉肉片 時蔬小炒 糙米綠豆粥	多彩茄丁滷麵 蒸南瓜 素炒藕片 小米粥

　　從這張表中，可以看到食物的形式多樣化，葷素有機搭配，蔬菜、水果量也比較合適。而且花樣較多，能夠充分地照顧到這個年齡孩子的心理特徵。如果有條件的話，父母在家裡也可以參考這個菜單來做飯。

▶ 長高筆記

　　3-7歲的孩子正處於長得比較快、營養需求比較旺盛的時期，此時是孩子養成健康飲食習慣的奠基時期，要採用粗細均衡、葷素搭配、多樣化的飲食結構，並且要關注孩子的食量和頻率。

　　這個時期的小朋友，自己還沒辦法主動地控制食量，很可能喜歡某樣食物就拼命吃，然後引發消化不良，以後再也不敢吃這個食物了。所以父母要適當地幫助控制，讓他們養成一個飲食規律、食量平衡、頻次均勻、少食多餐的好習慣。

▶ 親子時間

父母按照以下這個食譜給孩子做一天的飯。

3 - 7 歲兒童一日三餐

早餐	（燕麥 10 克，白米 10 克，核桃 2 - 5 克）、白煮蛋 1 個、蔬菜小菜和乳酪涼拌 10 克
加餐	香蕉（100 - 150 克）、牛奶（200 - 250 毫升）
午餐	米飯（白米 25 克）、小米粥（小米 15 克）、紅燒雞肉（雞肉 25 克，蘑菇少許）、清炒青花菜（青花菜 100 克）、醋溜土豆絲（馬鈴薯 50 克）
點心	優酪乳 200 - 250 毫升
晚餐	米飯（白米 40 - 45 克）、蒸南瓜（80 - 100 克）、清蒸鱸魚（鱸魚 20 - 25 克）、油菜湯（油菜 60 - 100 克）、紅燒豆腐（豆腐 100 克，肉末 20 - 30 克）

建議讓孩子參與其中，讓他體會到做一頓飯的樂趣，也能感受到食物的來之不易。孩子衣來伸手、飯來張口，對培養他的飲食習慣並沒有好處。

在門診，我碰到很多焦慮的父母，擔心自己的孩子將來會長不高，所以想盡辦法尋找靈丹妙藥。其實，就是這些我們天天都能接觸到的普通食材，經過合理搭配之後，能勝過任何靈丹妙藥。

解決三大難題：挑食偏食、暴飲暴食、愛吃零食

關於飲食對孩子身高的影響，我們做了六百餘例門診病例的調查，其中有超過60%的矮小兒童都存在著飲食問題。

這些飲食問題裡最典型的就是挑食偏食、暴飲暴食，以及愛吃零食。

孩子暴飲暴食怎麼辦

暴飲暴食是孩子的飲食問題裡最常見的，主要表現是喜歡的就拼命吃，不喜歡的一點都不沾。有的孩子狼吞虎嚥，進食的速度特別快，最終會影響身體健康。

第一個負面影響是身體系統功能會出現紊亂，比如一下子吃太多，胃腸的負擔太重，時間久了以後，胃腸功能就會紊亂。

第二個負面影響是攝入熱量過多，導致孩子肥胖。

這個年齡的孩子，需要給他定好規矩，進行正面引導。小朋友是不知道節制的，如果你不加管控，時間久了會造成孩子營養失衡，整體的健康就會受到影響。

要了解孩子正常的飯量，每餐要定量，按照計畫來。比如，如果孩子只吃愛吃的東西，我們就把他愛吃的食物分散到每一餐中，引導孩子合理飲食。

有一次，我女兒兔兔上完舞蹈課，回到家已經晚上6點了，因為特別餓就拼命地吃，結果消化不良，第二天早上起來很不舒服，到戶外一活動就吐了。這種情況在小朋友身上其實很常見。所以，不管孩子有多餓，父母都要及時控制他的攝入量。即使肚子再餓，也只能吃個八分飽。時間久了以後，小朋友自然就能養成好習慣。

讓孩子戒掉暴飲暴食，最簡單的方法就是少量多餐。小朋友遇到喜歡吃的食物，可能會完全控制不住，那麼我們要避免他吃太多，要平均分配在一天多餐。另外，在就餐時間一定要讓孩子及時吃飯，不然到下一頓飯時，孩子因為餓極了就會暴飲暴食。

孩子挑食、偏食怎麼辦

在挑食、偏食上，孩子常常會挑戰你的想像力。

有的孩子不吃菜，只吃肉，父母稱之為「肉食動物」；有的不吃肉，只吃菜，是素食者；還有的孩子只盯著自己愛吃的某樣東西拼

命吃。

　　直接的後果就是攝取熱量不足、營養成分失衡，導致生長發育受到嚴重影響。比如我見過很多胖得跟球似的孩子，也見過瘦成竹竿的孩子。

　　肥胖並不僅僅是營養過剩，也是一種隱性的營養失衡，就是對某些東西過度攝取了，但是對另一些東西攝取不足。

　　當然，我沒有孩子之前說得也很理論化，自從有了兔兔，我才深刻地體會到，只停留在理論上是不夠的，讓孩子好好吃飯是一件非常考驗智慧的事。

　　所以，我也為大家分享一些引導孩子好好吃飯的方法。這些方法，都是我在帶兔兔的過程中總結出來的，可以稱得上是理論和實踐的結合。

孩子挑食、偏食該怎麼吃

　　孩子為什麼不愛吃蔬菜？有可能是因為小孩子咀嚼功能還不發達，不愛咀嚼，自然就嚥不下去，容易卡在喉嚨口。在這種情況下，我們可以把蔬菜和肉切碎了，變成大小合適、容易下嚥的食物。

　　可以把蔬菜和麵糊一起搓揉菜丸子，蒸熟之後就香噴噴的了。也可以把蔬菜打成蔬菜汁，混入麵食中，做出綠瑩瑩的包子。還可以用卡通、可愛的盤子來裝盛蔬菜，引導孩子吃。

　　同樣地，小孩不愛吃肉，也可以想辦法把它剁成肉末，變成丸子、肉粥讓孩子吃。通過縮小體積、剁成肉末，讓原來的形狀消失了，讓孩子看不到，無形中就吃下去了。

　　其實就是通過多樣化的形式，讓孩子把這些菜和肉吃進去，達到食物均衡，這其實也是特別考驗智慧的時候。

　　我見過最極端的例子是一個小男孩，他特別不愛吃肉，一聞到肉味就想吐。父母一開始就任由他去，由於長時間不吃肉，導致蛋白質、微量元素不足，他長得瘦瘦小小的，父母就開始著急了。

　　來到我的門診之後，我建議父母不要直接讓孩子吃肉，可以換一些花樣，讓孩子慢慢地接受。父母回去之後就開始進行各種嘗試，比如通過做湯，用各種調味品把肉的腥味掩蓋掉，孩子才勉強吃一點兒。也試著把肉做成肉泥，孩子比較容易下嚥。有時候會試著做一盤和蔬菜混合的丸子，孩子也能吃一些。幾個月的時間，他慢慢適應了肉的味道，也就開始願意吃肉了。

　　從這個例子，我們可以看出，引導孩子飲食多樣化，需要父母有足夠的耐心，以及足夠的智慧。

孩子喜歡吃垃圾食品怎麼辦

　　垃圾食品的種類很多。

　　速食類：泡麵、罐頭。

　　脂肪類：最典型的是奶油蛋糕、冰淇淋。含有大量的反式脂肪酸。

　　油炸類：漢堡、薯條、炸雞等。

　　土特產：醃肉、燻肉、火腿等。油和鹽的含量都很高，製作方法也不健康。

　　這些所謂的垃圾食品，大都是批量生產的，做法多為煎炸烤，因為容易保存，導致食物營養流失大。而且垃圾食品大都高油、高鹽，熱量比較高，味道又很香，不僅是小朋友，連大人有時候都抵擋不住誘惑。

　　爸爸媽媽、爺爺奶奶喜歡把垃圾食品當作獎勵，孩子表現好就獎勵他吃洋芋片、餅乾、炸雞等，這就在無形中讓孩子養成了一種特殊的飲食偏好。在孩子的心中，垃圾食品是一種「正面獎勵」，他自然對垃圾食品更加嚮往。可想而知，時間一長的後果就是肥胖、營養失

衡、免疫力下降，甚至性早熟。

這些速食品裡的營養成分是不均衡的，其中的微量元素、維生素、蛋白質都是非常缺乏的，父母千萬不要拿這種食品來獎勵孩子。

在飲食上，父母必須以身作則。大家不妨想想，父母整天狼吞虎嚥、抽煙、酗酒，怎麼可能指望孩子養成健康的飲食習慣呢？

很多父母帶著胖孩子跟我說：「潘大夫，你看我們家的胖是遺傳性的，我也胖，他也胖。」其實這就是典型的把結果當成了原因。大家一定要記住，你也胖，孩子也胖，其實很可能並不是因為遺傳，極大可能是因為你們在一個鍋裡吃飯，你們的飲食習慣同化了。爸爸愛吃重口味的食物，孩子口味自然也重；爸爸愛吃油炸的食物，孩子也愛吃油炸的食物。時間拉長，一家人都胖了。

孩子離不開零食，怎樣引導他正確地吃

小朋友通常離不開零食，嘴饞的時候就是忍不住要吃，怎麼辦呢？

其實，只要吃得適度，也不必把零食當作洪水猛獸。孩子在正餐上維持少量多餐，中間可以適度地吃點零食。

當然，對於零食父母要會挑選，而且要嚴控時間，掌握好量。零食是兩頓飯之間少量的補充，千萬別當作正餐。

孩子吃零食，可以參考以下這些原則：

1. 零食跟正餐最好間隔1.5-2小時，原則上睡覺前30分鐘不准吃零食。對過重者來說，晚上8點以後就不要再吃任何東西了。

2. 零食的選擇一定要是天然的、新鮮的、易消化的，拒絕高油、高糖、醃漬食品。

3. 儘量避免吃蜜餞、果乾、水果罐頭，可以吃新鮮的水果、蔬菜，還可以吃饅頭、麵包，但量不宜過大。

4. 儘量少吃膨化食品，比如爆米花、洋芋片、蝦條，還有油炸食

品如油條、麻花捲等。

5. 可吃一些鮮魚製品，儘量不要吃鹹魚。

6. 少吃紅肉製品，比如香腸、臘肉等醃製品。

7. 可以吃煮雞蛋、雞蛋羹。雞蛋是經過我們上千年的自然選擇的
   食物，營養結構跟人類需要非常相配，在某種意義上來說，雞
   蛋的營養價值比海參都要高。

8. 豆製品要適度、適量，包括豆腐乾、豆漿。

9. 燒烤類食物要少吃。

10. 堅果可以進行磨碎食用。對於3-7歲的孩子來說，尤其要小心
    堅果，容易嗆進呼吸道，導致窒息死亡。小袋裝的堅果，小朋
    友往往把喜歡的挑著吃，剩下來的都不吃，所以可以磨碎給他
    們吃。

11. 高鹽、糖漬的堅果，也算是垃圾食品。

挑選零食建議

可吃	避免
新鮮水果、蔬菜	蜜餞／果汁／果乾／水果罐頭
饅頭／麵包	膨化食品（爆米花／洋芋片／蝦條等） 油炸食品（油條／麻花捲等）
鮮魚製品	鹹魚／香腸／臘肉等醃製品
雞蛋（煮雞蛋／雞蛋羹）	
豆製品（豆腐乾／豆漿）	燒烤類食品
堅果類（磨碎食用）	高鹽堅果、糖漬堅果

挑選原則：
①天然、新鮮、易消化的食品
②拒高油、高糖、醃漬食品

孩子可以吃保健品嗎

孩子不能亂吃保健品，從中醫理論來講，小朋友食不受補，身體很難適應。

另外，最大的問題是，孩子吃了保健品可能會導致性早熟、生長板提前閉合，那就再也沒有生長空間了。在門診經常會碰到一些父母把成人的保健品給孩子瞎吃，這個是絕對不可取的。

大家都知道，小朋友長高需要補鈣，所以很多父母給小朋友大量補鈣。還有的小朋友拿牛奶當水喝，我見過有的小朋友沒喝過水，只喝牛奶。這種過度地補鈣也是不科學的，當補鈣的劑量超過人體所需時，不但不會增加鈣質，還會造成身體損耗。鈣的攝取過量，會讓身體造成不必要的負擔。所以，即使是補充人體所需的微量元素，也要注意適度。

除此之外，最讓我們擔心的是，大多數保健品的安全性未必得到了充分證實。就連比金子還貴的冬蟲夏草，都已經被全面清出了保健品的行列。其他像人參、蜂王漿等，吃多了對孩子也是有百害而無一利。

更嚴重的是，小朋友吃了各種成分不明的保健品、補品，可能會對腎臟造成傷害。有些中藥成分本身就對腎臟會有影響。我曾遇過爺爺奶奶習慣吃蜂王漿，也給小朋友吃，吃著吃著，小朋友就開始性早熟。

我的一位患者的家長就是一個很典型的反面案例。她的父母個子都還不錯，母親身高超過160公分，父親身高超過170公分。但是她本人的身高只有153公分，遠遠低於她應該能達到的遺傳身高。

為什麼會這樣呢？她回憶起小時候家庭條件比較好，爺爺奶奶經常給她吃各種補品，比如人參、蜂王漿，以及其他的滋補中藥。結果導致她性早熟，從小學五年級開始，就沒再長過身高。

所以，不是所有的食物都能隨便給孩子吃。如果曾給孩子吃補品、保健品，那麼我建議密切地關注孩子是否出現了性早熟的症狀。

女孩性早熟的早期表現主要是乳房增大，出現疼痛。

男孩一般最早會出現睾丸增大。那麼睾丸增大必然會帶來陰囊的顏色先是變紅，然後慢慢變黑，還有可能出現陰莖勃起。睾丸的大小如果超過4毫升，一般也就意味著孩子已經進入了性發育時期。等到小孩的陰毛出來了、喉結出來了、變聲了，一般就比較晚了。

性早熟還有一個很重要的表現，是生長速度會加快。一般來說，在3-7歲孩子的生長速度應該是每年5-6公分，也就是半年長2.5-3公分，但是如果你發現孩子忽然長得很快，一年長高超過了6公分，甚至到了8公分、10公分，那也要適當地提高警惕，最好是回憶一下，孩子這幾年的飲食習慣如何，有沒有攝入什麼不應該吃的東西。

如果孩子已經出現了性早熟的話，建議到醫院就診，查明原因。如果孩子目前的狀況還好，那麼只要好好地吃飯，不吃補品，定期到醫院的兒科進行複檢，維持健康的生活習慣就可以了。

即使孩子食用過某些有害的物質，比如喝了添加塑化劑的果汁，也不要過於緊張，只要多加留意，及早發現性發育偏早，及時進行介入，就不會造成嚴重的後果。

▶ 長高筆記

把孩子愛吃的食物分散到每一餐中均衡地吃，而不是一頓吃個痛快。分析孩子挑食、偏食的原因，從生理上、心理上，想各種各樣的妙招，解決孩子挑食、偏食的問題。

很多父母來門診問我：「潘大夫，你能告訴我讓孩子長高的秘方嗎？」想要擁有理想的身高並沒有什麼奇特的秘方，只需要把握好飲食、運動、睡眠這些基本要素，就能有一個理想的成年身高。

▶ 親子時間

如果孩子不喜歡吃某樣食物，可試著重新處理食材，挑選一個好看的卡通容器。嘗試做孩子不愛吃的菜，換花樣讓孩子願意吃下去。

孩子不愛喝水，如何有效地引導

喝水能促進孩子體內的新陳代謝，調整味覺、感官，排出身體裡有毒的物質，還能促進消化。對於孩子來講，喝水是健康生長的關鍵要素。不喝水會給孩子的身體造成很多負面的影響，比如便秘、消化不良、沒胃口等。所以，家長不僅要關注孩子吃飯的問題，還必須重視培養孩子喝水的習慣。

小朋友不愛喝水，是一個很常見的現象，我女兒兔兔也一樣。我送她上學時通常會給她帶500毫升的水，等去接她放學的時候，常常會發現這些水一點都沒動。接下來，兔兔的胃口就會差一些。

另外，我在門診發現很多孩子不好好吃飯，很重要的原因是便秘，有些孩子一週排便只有1-2次，肚子鼓鼓的，自然會影響食慾。

這個年齡層的小朋友，水分總攝取量（飲水和膳食中湯水、牛奶等總和）應該是在1,300-1,600毫升，飲水時以白開水為主。

我在門診發現，有的小朋友不喝白開水，而是喝各種可樂、雪碧、果汁等甜飲料，這是不合適的。建議最好喝白開水，少量多次，可以每半天喝水2-3次。另外，注意進餐前不要大量喝水，會稀釋胃液產生飽腹感，繼而影響孩子的進食和消化。

那麼，怎樣判斷孩子喝水的量夠不夠呢？喝水充分不充分，最好的辦法是判斷小便次數和小便的量。

2-3歲的孩子，一般每天的小便次數為10-12次，總量是500-600毫升。

4-5歲的孩子，每天小便次數為8-10次。小朋友也可以少於這個次數，只要尿量夠，說明他的喝水量和身體的代謝狀況基本上是相符的。

如何判斷孩子缺水呢？

第一，孩子不斷地用舌頭來舔嘴唇，表明他嘴乾，尤其特別小的孩子還不會說話，就只會用這種方法來表達。

第二，觀察孩子的大小便。如果排尿次數明顯減少，而且尿色明顯偏深黃，大便乾燥、硬結，也説明孩子喝水太少了。

水喝得少，消化液分泌不夠，食慾就會減退，再嚴重一些皮膚會發乾、皺縮，那就到了脱水的程度。

判斷孩子飲水是否充分的方法

	2 - 3 歲	4 - 5 歲
小便次數	10 - 12 次 / 天	8 - 10 次 / 天
總量	500 - 600 毫升	600 毫升

為什麼孩子不愛喝水

我在門診接診過一個小女孩，個子非常矮，已經遠遠低於第3百分位。父母百思不得其解，孩子其他情況都挺好的，為什麼不長高呢？我們後來發現，這個孩子平時根本不太喝水，因為學校男女廁所配比不太合理。男孩上廁所很簡單，跑進去很快就出來了，而女孩的話都得排隊，有時候課間15分鐘，可能排到上課都沒辦法上廁所。有的小朋友急得尿褲子，還是等不到廁所。因為上廁所很麻煩，總是要排隊，所以她乾脆不喝水了。

有些孩子太小，習慣父母幫忙把尿；還有些孩子因為想尿尿但擔心老師不允許，不敢跟老師説，就會尿在褲子裡，那麼也就不敢喝水了。

所以，父母發現孩子不愛喝水，要先分析一下具體的外部原因，鼓勵孩子對老師説：「老師，我想上廁所」、「老師，我想喝水」。讓孩子勇敢地説出來，保證孩子養成愛喝水的習慣。

牛奶應該怎麼喝

喝牛奶的好處有很多。

第一，喝牛奶是最快速、最簡單的補鈣健骨的方法，可以促進鈣的吸收，而且牛奶中的鈣也是膳食中優質鈣的主要來源。

第二，牛奶的營養價值高，含有優質的蛋白質，而且能夠補充各種各樣對人體非常有益的微量元素。

第三，牛奶也是一種補水的方式。但要注意，不能完全用牛奶代替水，因為當補鈣量超過一定上限以後，你喝得越多，鈣的吸收率反而會越下降。一般我們要求適量地喝牛奶就夠了。

4歲左右，我們推薦的牛奶量是每天300-350毫升，可以分成2-2.5份來喝。

7歲時，每天推薦的牛奶量是300毫升，一般可以分成2份來喝，建議早上喝一杯200-250毫升的牛奶，午飯或者課間加餐的時候，再喝一杯50-100毫升的優酪乳。

優酪乳最好是原味的，不要太甜，也不要喝有太多添加劑的優酪乳。大家可以酌情來調整每天的牛奶量。有些孩子每天喝大量的牛奶不喝水，這其實是有問題的，比如導致蛋白質的攝取量過多，營養失衡。

牛奶每天飲用量建議

4 歲＋	7 歲＋
300 - 350 毫升 / 日 2 - 2.5 份 / 日	300 毫升 / 日 2 份 / 日

挑選牛奶的時候，有一些原則我們需要注意。

不要喝生乳。生乳是很不安全的，因為我們曾發現喝生乳導致結核的例子。一些母牛可能有乳腺炎，使用過抗生素，直接飲用生牛奶容易埋下健康隱患。另外，生牛奶裡的細菌未處理，在室內保存易變質，很容易出現食物中毒的情況。

很多父母也會問我，巴氏殺菌鮮乳和常溫奶，哪個營養價值更好？從原則上來講，這兩者的營養價值相當，沒有太大的區別。

另外，市場上有各種強化鮮乳、高鈣奶，種類繁多，怎樣挑選呢？一般來說，普通牛奶就夠了，其實配料越簡單的牛奶越好。

孩子不能喝牛奶怎麼辦

在喝牛奶的問題上，有兩種情況父母應該注意。

第一是蛋白質過敏的問題，第二是亞洲人常見的乳糖不耐症。

在臨床上，我們越來越多發現，有些孩子可能會對蛋白質過敏，喝了牛奶容易引起腹瀉，有的還會出現局部的過敏反應，比如皮疹、皮膚發紅等。那麼，我們要怎樣在補充營養的同時，又降低孩子過敏的風險呢？

對蛋白質過敏，就是免疫系統對蛋白質產生了過度的應激反應（stress），它把人體攝入的蛋白質當成敵人進行對抗。在免疫系統對抗蛋白質的同時，機體就會產生各種綜合性的反應。尤其是小朋友的身體比較敏感，消化系統也比較脆弱，就出現過敏了。

過敏的反應主要表現為皮膚發紅、濕疹、腹瀉。當孩子出現這些症狀時，父母也不需要太緊張，再喝牛奶的時候可以調整牛奶的飲用量，從少到多，讓孩子的消化系統慢慢適應。等到長大以後，消化系統完善了，自然就可以耐受。這其實就是通過系統減敏法，讓孩子慢慢耐受。

如果父母還是不放心，可以在營養師的指導下，改喝深度水解的蛋白奶粉。這種奶粉能減少過敏的現象。

此外，如果孩子皮膚發紅、濕疹、腹瀉的情況比較嚴重，建議到變態反應科、營養科進行專科的檢查，制訂綜合的減敏方法，或者用其他的營養物質替代，以免孩子出現營養不良。

乳糖不耐怎麼辦

牛奶裡含有大量的乳糖，必須在乳糖蛋白酶的輔助下消化，我們

才能吸收，但是很多人的體內沒有乳糖蛋白酶，這樣乳糖就不能正常地被消化吸收，會在腸道裡發酵，容易引起腹脹、腹瀉。

乳糖不耐症主要表現為腸鳴、腹痛、排氣，有時候還會引起嚴重的腹瀉。如果孩子乳糖不耐，最簡單的方法還是少量多餐，讓其慢慢耐受。也可以改喝優酪乳，有些孩子喝普通的牛奶會腹瀉，但是喝優酪乳就沒問題。還可以吃乳酪，一般孩子的反應也不是很大。

一定要注意避免空腹喝牛奶，儘量在飯後喝，量可以由少到多，逐漸增加，等機體慢慢耐受以後，再嘗試進一步地加量。當然，在有條件的情況下，也可以乾脆讓孩子改喝無乳糖牛乳。

▶ 長高筆記

喝水對我們的健康有著重要的影響。對3-7歲的孩子來說，每天的總需水量是1,300-1,600毫升，除了從奶類和其他食物中攝取的水之外，建議每天飲水600-800毫升，以白開水為主，原則是少量多次，上午和下午各2-3次。4-7歲的孩子要適當地喝一些牛奶。4歲以上，每天牛奶的飲用量為300-350毫升；7歲時，每天牛奶的飲用量為300毫升左右。

在喝牛奶的過程中，如果孩子出現乳糖不耐或者蛋白質過敏的情況，可以適當地減少飲用量，由少到多，一點點地增加，讓孩子慢慢地耐受。

此外，可以改喝無乳糖牛乳、優酪乳，吃乳酪來代替牛奶。

▶ 親子時間

回去詢問孩子有沒有每天按時按量地喝水，每天的喝水量是多少。尤其要問孩子，在學校是不是害怕上廁所、是不是懶得排隊。我們要教會孩子說兩句話，第一句話是：「老師，我想喝水」，第二句話是：「老師，我想上廁所」。

情緒管理：孩子心情好，生長發育更輕鬆

據美國紐約州心理研究所兒童心理學家丹尼爾·派思的研究，長期生活在焦慮狀態下的女孩，比情緒穩定的女孩的身高平均要矮5.08公分，而且很難長到157公分以上。

心理學家猜測，情緒可能抑制生長激素的正常分泌。不好的心理狀態會導致孩子的成長遭遇巨大的負面影響。那些情緒壓抑、心情不好的孩子，生長發育的狀況通常也更加糟糕。

這個研究只得出了「女孩的生長更容易受到心理因素影響」的結論，這可能是因為女孩在心理方面比男孩更敏感一些。

影響孩子身高的焦慮性因素，可分為3種。

第一種是「分離焦慮感」，指一些孩子恐懼與父母分離，不願去學校，不肯與父母分睡在不同的房間等。

第二種是「長期緊張焦慮症狀」，表現為性情膽怯，缺乏自信，害怕別的孩子不喜歡自己，擔心自己做事不如別的孩子好。

第三種是「情緒截斷（Emotional cut-off）」，也可以說情緒障礙。家庭環境壓抑，父母感情不好，或者對孩子教育太過嚴厲等，都會給孩子造成過度的壓力。

另外，孩子的思維和認知也會間接影響到生長發育。一般來說，原生家庭的相處模式，對孩子成年後的心理狀態會有一定的影響，而心理因素對身高可能會產生直接或者間接的影響。

所以，為了讓孩子好好地成長，父母應該儘量幫助孩子打造一個更加溫馨、健康的家庭氛圍。

孩子會複製父母的生活習慣

在生活習慣方面，父母要以身作則成為孩子的榜樣。在這個階段的孩子，你苦口婆心地叮囑他，他不一定會聽，但是他會模仿，會依樣畫葫蘆，複製你的生活習慣。

如果父母愛熬夜，不好好睡覺，孩子會想：「你們能熬夜，我就不行嗎？」這會對孩子產生一些負面的引導作用。如果父母的飲食習慣不好，喜歡暴飲暴食，或者挑食偏食，那麼指望孩子擁有健康飲食習慣的可能性幾乎為零。

另外，我一直建議孩子積極地參加運動訓練，這對孩子的骨骼發育有極大的好處。但是如果父母每天躺在沙發上玩手機、看電視，孩子怎麼可能自覺地去運動呢？

所以，當孩子運動的時候父母必須參與，通過遊戲、互動，齊心協力來增強家庭成員的積極性，確保孩子養成一個熱愛運動、終身運動的習慣。

總之，你的生活習慣，很可能會變成孩子的生活習慣。要想潛移默化地給孩子帶來正面的影響，父母必須有一個好的精神面貌。

父母儘量地多示範，少說教，以身作則。按時吃飯，不浪費糧食，而且每天要運動至少半小時，積極地跟孩子一起參加戶外運動。我前段時間看過一個國外新聞，一群孩子舉行示威遊行，呼籲媽媽放下手機，跟孩子一起玩。這個新聞其實就直接反映了孩子們的真實訴求——沒有哪個孩子希望父母每天下班之後窩在沙發上玩手機。

父母可以放下手機，關掉電視，陪孩子一起看看書，給孩子講故事，進行親子活動。如果工作忙，可以在哄孩子睡覺以後再開始工作，不要借口工作忙而不理孩子，不跟孩子交流。長期忽視，肯定會對孩子造成負面的影響。

父母如何調整好思維、認知、心理狀態和夫妻關係

思維和認知方面，也是孩子健康成長的一個重要因素。心理學家反復強調，由於思維認知的不同導致的焦慮情緒，會影響到孩子的生長激素的分泌，影響他的生長和發育，也會影響到孩子的心理模式。

在多年和父母打交道的過程中，我發現很多父母對於孩子的教育

態度是不一致的，比如有的媽媽是「虎媽」，對孩子非常嚴格，而父親則覺得應該讓孩子自由成長。這種教育態度上的不一致，不僅會讓父母產生衝突，還會導致孩子思維上出現矛盾。他不知道是該聽爸爸的還是聽媽媽的，最後可能誰的話都不聽了，就跟父母反抗。

所以，在家庭教育方面如果出現了分歧，我認為父母首先必須商量好一個統一的對策。可以養成開家庭會議的習慣，如果是跟長輩住，還可以邀請長輩一起開家庭會議，儘量不要讓孩子的認知因為你們的分歧而出現偏差。

另外，家庭成員的心理因素和關係狀態，也會投射到孩子身上，影響孩子的心理成長。比如父母的情緒是否穩定，性格是否隨和，行為是否過激，意志是否堅定，這些都將像烙印一樣留在孩子的內心，影響孩子的情緒。

如果父母經常吵架，也會在極大程度上影響孩子的心理健康。

英國有一個針對矮小孩子的調查，研究人員對6,574名1958年同一星期內出生的兒童進行了長達40年的追蹤調查。結果顯示：有家庭衝突的孩子，矮小者占31.7%；無家庭衝突的孩子，矮小者只占20.2%。兩者有顯著的差別。

有鑒於此，父母在家庭中減少衝突，找到合適的相處模式，對於孩子的生長發育至關重要。

父母應該怎樣相處更有利於孩子的成長呢？我也給大家一些建議。

最重要的一點，是父母千萬不要當著孩子的面吵架。無論發生什麼樣的分歧和矛盾，父母都不能在孩子面前情緒失控，即使你再生氣，最好也閉著嘴走開，在孩子不在場的時候你們再進行交流。

我建議你們可以用筆寫下憤怒的原因，或者透過訊息進行溝通，這樣可以避免當面發生衝突。而且要約定一個憤怒的暗號，比如，告訴對方「我現在不想說話，因為你剛剛讓我很生氣」。雙方都冷靜了之後，可以在孩子看不見的地方溝通，甚至可以吵架，但是一定要開

誠布公講明彼此的需求。吵完以後，可以當著孩子的面，兩個人再擁抱一下。讓孩子知道，你們即使產生了分歧，但感情依然還是穩固的。

萬一孩子知道你們吵架了怎麼辦呢？小朋友可能會有個誤解，覺得是因為他導致了爸爸媽媽關係緊張，導致你們吵架。他會產生負疚感，產生焦慮的情緒。

因此，你不妨直接跟孩子說清楚：「這是由於爸爸媽媽之間的意見不同導致的，爸爸媽媽只是暫時沒有達成統一的意見，並不是感情出了問題。而且爸爸媽媽之間發生爭執，跟小朋友沒關係，並不是你的錯。」

如果實在沒有控制住場面，當著孩子的面吵起來了，也要想辦法修復。要客觀地告訴孩子你們吵架的原因，告訴孩子，爸爸媽媽仍然是全心全意地愛著對方，這次吵架只是偶然。不要因為吵架，在孩子的心裡留下陰影。

和孩子進行有效溝通

除了要注意維護夫妻關係，還要注意和孩子進行有效的溝通。在和孩子相處的時候，最重要的是一定要尊重孩子的獨立性。有時候，父母會產生一個誤解，認為孩子還小，什麼都不懂，只要乖乖聽大人的話就行了。

事實上，3-7歲的孩子早就有了自我意識，他們已經能夠在一定程度上獨立思考問題了。父母千萬不要小看孩子的思維能力和想像力，最好是留給孩子一定的自我展示空間，多聽聽孩子的心聲。

我在門診接診的時候，都會特別注意一點，那就是儘量和孩子進行交流，傾聽孩子說的話。作為醫師，我不會一直高冷地坐在椅子上，因為孩子的身高都比我們矮太多了，我們要想尊重孩子的話，一般會蹲下來跟他們交談。當大人的視線與孩子的眼睛一樣高時，孩子

才能感受到你對他的尊重。在和孩子溝通的時候，要引導孩子説出自己心裡的想法，認真地傾聽孩子的講話，不武斷地打斷他，要耐心地聽孩子解釋。

有時候，孩子犯了錯覺得很委屈，也會覺得很愧疚，那麼我們要給他解釋的機會，不能劈頭一頓臭罵。只有充分地了解孩子的觀點後，才能採取有針對性的措施，更好地朝著你所希望的方向去引導。

要求孩子做某事的時候，一定要耐心地説明原因，不要用命令的口吻。比如，想讓孩子早點上床睡覺，可以跟他解釋早睡的好處，而不是用生硬的語氣命令他。另外，父母不管平時工作多忙，最好都要花時間跟孩子多談心，多關心他身邊發生的事情。

拿我來説，我工作非常忙，但每天早上都會陪著兔兔去上學。在上學的路上，我們可以進行很多有趣的溝通，比如了解她現在的學習進度，在學習上有沒有困難，包括班級裡哪個小男孩跟她比較要好，她最喜歡跟哪個小女生玩，最喜歡哪個老師…等等。讓孩子跟你分享他在學校的事情，你們的關係也會更近。不僅如此，我們還會有很多暗號、約定和只有我們兩個人知道的共同語言。每週無論多忙，我們都會有固定的遊戲時間。這樣時間一長，我就能了解兔兔的心理情況，兔兔對我也會更加信任。

平時在跟孩子溝通時，也要注意一些簡單的技巧，比如要多鼓勵，少抱怨。要善於發現孩子的優點，但也不必無緣無故地表揚孩子。表揚孩子的時候，一定要有非常明確的點，最好是針對孩子自己做出努力獲得的進步進行誇獎，像「你長得很漂亮」這種表揚的話儘量少説，要讓孩子意識到「你長得漂亮跟自身努力沒關係，而努力學習、養成好的生活習慣，是經過你自己的努力獲得的，才是更有價值的」。

共同參與育兒

現在社會上熱議的一個話題，就是「喪偶式教育」。也就是父母一方由於工作忙，沒有參與孩子的成長。尤其是很多爸爸在育兒方面的參與度不夠，媽媽因此抱怨個不停，家庭氣氛自然不可能好起來。所以，父母之間還需要協調的一個原則，就是兩個人必須共同參與進來。

作為媽媽，要試著放手讓爸爸去做，不要總是干涉爸爸帶孩子的方式，想辦法鼓勵爸爸，讓爸爸在帶孩子的過程中獲得成就感。

無論工作多忙，都要想辦法創造全家人互動的機會。假期的時候，可以一家人一起做共同感興趣的事，比如一家人去公園野餐、去博物館參觀、去動物園。這種和諧的家庭氛圍，對孩子健康成長的幫助非常大。

總之，孩子的成長需要父母共同的努力，而不是相互推諉、相互抱怨。當你們每次想要吵架、相互埋怨的時候，都要多為孩子想想──這種低氣壓的家庭環境，會給孩子的身心造成巨大的傷害。孩子夾在你們中間，會感到一種壓迫感和焦慮感，直接影響他們的正常生長發育。

夫妻之間一定要找到彼此相處的模式，找到解決矛盾的方法，達成共識。

▶ 長高筆記

父母要以身作則，以良好的生活習慣、心理狀態、行為習慣來影響孩子的成長。

儘量維持好夫妻關係，不要當著孩子的面起爭執，並以平等的身份跟孩子多溝通，理解孩子心裡的想法。

▶ **親子時間**

　　爸爸媽媽帶著孩子去參加親子活動，把照片拍下來，引導孩子寫日記，記錄下來。這樣，孩子的參與感會更強，也會留下一個美好的記憶，對孩子的心理、生理方面的成長會產生更多正面的影響。

如何避免孩子頻繁生病，影響生長發育

　　3-7歲這個年齡層，孩子面臨的最大問題就是經常生病。很多父母到門診來抱怨說孩子動不動就生病，尤其是愛感冒、發燒，有的孩子1個月能發燒4次。

　　其實，孩子生病也並不完全是壞事，因為生病對孩子來說是一種成長的經歷。孩子每次生病，免疫系統對病菌的識別能力就會加強，也會提高自身免疫力。

　　當然，壞處也是有的，那就是長時間生病，既會影響到體重，又會影響到身高。

為什麼孩子在幼兒園總是生病

　　有媽媽憂心忡忡地跟我說，孩子上幼兒園之前身體還挺好的，很少生病，但是進入幼兒園之後，三天兩頭發熱，不知道是怎麼回事。

　　其實，孩子上幼兒園之後頻繁生病是個很常見的現象，主要是孩子進入了新的環境之後，在心理和生理上無法及時適應導致的。

　　第一，小朋友進入了新的環境，處於一種焦慮不安的狀態。這對他來說是一個巨大的挑戰，而心情不好，很容易引發身體上的毛病。

　　為什麼孩子會感到焦慮呢？孩子焦慮不安的原因有很多，比如以前在家裡，每天接觸到的只有爸爸媽媽、爺爺奶奶、外公外婆，都是他最親近的人，都會無條件地愛他。但是進入幼兒園之後，他要接觸

的人更多了。他心裡會產生一些擔憂，害怕不被別人喜歡，害怕不被別人接納，害怕別的小朋友欺負自己，害怕達不到老師的要求。

　　對這個年齡的孩子來講，他既害怕又不知道如何表達，難免會陷入一種矛盾的心理狀態。在這種情況下，父母要幫他疏導，跟老師合作，來幫助孩子適應這個新環境，讓他更好地來應對所面臨的一切挑戰。比如，鼓勵他認識新的朋友，鼓勵他多和老師溝通，不要害怕老師…等等。

　　第二，環境的變化，需要小孩在生理上逐漸適應。外部環境的變化，使小朋友可能會接觸到更多的病原體。幼兒園的床位很多，座位距離太近，都容易導致病原體在小朋友之間快速傳播。

　　一旦傳染以後，在幼兒園這個人群比較密集的地方，一下子可能會出現多人交叉感染的狀況。兔兔在上幼兒園時經常會遇到這樣的情況：一個班二十幾個孩子，只有1-2個孩子去上課，因為其他的孩子都發燒了。

　　第三，季節的更替導致生病。孩子在學校裡沒有父母貼身的照顧，可能就無法及時地更換衣物，容易出現感冒、發燒。

　　穿衣不當很常見，小朋友照顧自己、適應環境的能力還有待加強，穿衣不適很容易造成出汗，繼而引發感冒。季節更替，比如秋天開學了，氣溫變化特別大，早、午、晚溫差也特別大，病菌比較活躍，孩子就更容易受到傳染。

　　另外，在幼兒園裡沒有父母的照顧，可能會導致孩子飲食不當，長期下來免疫力下降，容易生病。

　　在這種情況下，父母先不要著急，要想盡辦法跟孩子一起適應新環境，適應新挑戰，迎接在幼兒園的新生活。所有的小朋友都會經歷這個階段，只要慢慢適應就能真正成長起來。

外部環境的影響

環境變化	①接觸到更多病原體 ②床、座位距離太近
季節交替	①秋天開學，氣溫變化大 ②病毒和細菌活躍

什麼疾病會影響身高

疾病分兩種：急性疾病和反復發作的慢性疾病。

急性的就是感冒、發燒或者腹瀉，很快就能痊癒。一般來說不影響身高。但如果是慢性的、反復性疾病，比如反復的呼吸道感染、反復的腹瀉，有的甚至每月1次，1月好幾次，那就會影響孩子的身高。我有一個患者是個7歲的小男孩，半年1公分都沒長。詢問原因，發現孩子近半年幾乎1個月要發燒2-3次。在這樣的情況下時間久了，必然會導致身體狀態弱、活動受限、食慾全面受到影響、身體免疫力下降，自然會影響長高。

關於生病對孩子身高的影響，我們可以根據下表進行判斷。

疾病與身高的關係

種類	症狀	週期	效果
急性疾病	感冒、發熱、腹瀉	很快痊癒	不影響身高
慢性疾病	反復呼吸道感染、反復腹瀉	每月1次，時間長	影響身高

3-7歲的孩子，尤其是3-5歲的孩子，剛離開爸媽去幼兒園，還沒有照顧自己的能力。有些孩子穿衣服會比較厚、比較多，容易出汗，一旦出汗，如果增減衣服不及時的話，冷風稍微一吹就會感冒。所以在這個時期，小朋友照顧自己的能力一定要加強，家長要跟幼兒園的老師多溝通，及時增減衣物。

另外，孩子出現飲食不當，跟免疫力下降有一定的關係。比如長

時間的消化不良，暴飲暴食，餓一頓、飽一頓，都很容易增加消化系統的負擔，導致生病。

另外就是由於上廁所不方便或者經常尿褲子，導致小朋友不愛喝水，引起長時間的便秘，導致孩子營養不夠，整體抵抗力變弱，最終影響到他的抗病能力。

避免孩子頻繁生病的方法

我給大家總結了4個避免孩子頻繁生病的方法。

第一，培養孩子的自理能力。孩子自理能力變強，就會自己照顧自己了。

要培養孩子強大的自理能力，讓他知道什麼時候要增加衣服、什麼時候要脫一件衣服、什麼時候該喝水、什麼時候該上廁所。現在的小孩往往由父母、爺爺奶奶、外公外婆6個人照顧，很多事都是長輩替孩子做了，這很不利於養成孩子獨立的能力。

一般來說，3歲時孩子要學會自己吃飯、自己洗手和刷牙。

尤其是吃飯的問題，我看到有的孩子已5-6歲，爺爺奶奶還在幫忙餵飯，這樣的孩子將來肯定很難養成良好的飲食習慣。有些爺爺奶奶會擔心孩子自己吃飯吃不飽，或者把飯菜弄得滿地都是，但大家要知道，儘管一開始孩子還不會自己好好吃飯，可能會把飯菜撒得到處都是，但這也是他成長的必經過程。你必須讓他學會自己吃，他才會正確地使用勺子、筷子，然後獨立進食。

4歲時，孩子可以自己折疊被子，整理床鋪，父母要對他們多加鼓勵。一開始，媽媽可以和孩子一起疊被子，就像做遊戲一樣，引導孩子參與。之後，孩子就要自己疊被子，整理自己的小床鋪了。

5-6歲，一定要讓孩子學會穿衣服和脫衣服，這也是防止著涼的一個很重要的因素。

我女兒在上幼兒園的時候，經常是早上穿得整整齊齊去幼兒園，

晚上回家時敞著衣服回來，因為她不會自己扣扣子。後來，我們決定幫她養成自理的能力，扣子一定要自己扣，穿衣服要整齊。其實這一點都不難，這個階段的孩子一般也都願意自己的事情自己做，父母只要多加引導和鼓勵就好了。

第二，想盡辦法增強孩子身體的免疫力。比如我常建議，讓孩子多曬太陽、多運動，這些都會提高他的免疫力。

第三，給孩子準備合適的衣物。

要選擇棉、真絲、麻質面料的衣服。尤其孩子去幼兒園，最好選擇相對鬆垮的衣服，這樣出汗或者室內外環境溫差較大時，孩子換衣服比較方便。有的小朋友衣服穿得比較緊，一著急就不管三七二十一衝出去了，結果玩得一身汗，這就很容易引起感冒、發熱。

兔兔就有過類似的經歷，我們一開始給她穿的衣服比較緊，結果她穿上之後解不開，脫不下來，就會急得一直哭。所以，小朋友的衣服既不要太複雜，也不要太緊，越簡單、越容易換下來越好。

第四，父母要注意在家裡備一些常用的藥物，比如解熱止痛藥、止咳藥、腸胃藥等。孩子如果發燒時溫度退了，整體狀態還沒有明顯改善，再去醫院就診都還來得及。

7 步洗手法：把手洗乾淨，預防生病

小朋友如果沒有飯前便後洗手的習慣，也會容易造成感染、腹瀉、寄生蟲病等。我提供大家一個洗手的方法——7步洗手法。

第一步：掌心搓掌心；
第二步：搓手背，兩手互換；
第三步：手指交錯搓；
第四步：兩手互握，擦指背，兩手互換；
第五步：拇指在掌中轉動，兩手互換；

第六步：指尖摩擦掌心，兩手互換；

第七步：一手揉搓另外一隻手的腕部，兩手交替進行。

（編按：台灣於COVID-19流行期間大力宣傳的正確洗手七字訣「內、外、夾、弓、大、立、腕」與上述7步洗手法相同。）

　　建議幼兒園舉行競賽型的洗手活動，因為小朋友的競爭意識非常強，通過比賽，孩子會掌握得更好。

▶ 長高筆記

　　用辯證法來看，生病是孩子的一種必要的經歷。短期生病不必過分地擔憂，關鍵是要注意避免反復生病。如果孩子長期、反復地生病，一定要關注，因為這會影響到孩子長高。另外，我們要採取各種方式來增強孩子的抵抗力，增強孩子的自我管理能力，讓他能夠自己照顧好自己。

▶ 親子時間

　　按照7步洗手法，教孩子正確地洗手。以我教我女兒的經驗，教會了她以後，家裡就會多一個洗手督導官，她每天會時刻地盯著你：你是不是洗手了？希望父母們以身作則。

　　另外，父母可以在家中準備以下表格中列出的藥物，作為應急。

家中常備藥物

退熱	37℃ - 38.5℃	多喝水即可
	38.5℃以上	APAP（普拿疼）、Ibuprofen 禁用：Aspirin、Nimesulide、Glucocorticoid（類固醇）
感冒		Oseltamivir（克流感）
祛痰		Guaifenesin、Ambroxol（Mucosolvan）、Bromhexine

為什麼每次升學後，孩子就不長高了

很多媽媽帶著孩子來跟我說，孩子剛升學，升學之前，孩子長個子挺快的，結果升學之後就停止長高了。有的媽媽甚至懷疑，是不是孩子在學校伙食不好導致的。

其實這種情況在臨床上相當常見。小朋友幼兒園升國小、國小升國中的關鍵期，常常會出現生長速度減緩的情況。如果父母沒有密切地監測孩子的身高，就很容易忽視孩子在生長發育上出現的問題。

我們接下來以7-8歲時，也就是「幼兒園升國小」時期作為主要的時間點來討論孩子為什麼忽然不長高的問題。

有個女孩的媽媽帶著孩子來門診諮詢，說很鬱悶，孩子上了小學以後個子就沒怎麼長過。之前在幼兒園的時候，1年還能長6-8公分，上了小學，一個學期下來連2公分都長不到。

為什麼會出現這種情況呢？我們前面說到過心因性矮小的問題，也就是說，情緒不好、心理壓力大，都容易影響孩子長個子。其實，孩子升學的階段也是一樣的，由於對環境的不適應，孩子會出現各種情緒問題，也很可能導致孩子出現心因性的生長緩慢。

我們來總結一下具體的原因。

第一，首次真正地開始群居生活，導致不適應。這個時期，孩子第一次真正進入了群居生活，客觀環境變了，主觀的心理壓力增加了。

客觀環境的變化包括學校是按照規則作息的，幼兒園是相對比較自由的上課形式，而進入小學以後，是嚴格地按照40分鐘一堂課加10分鐘休息，周而復始地安排課程表。

第二，學習的目標發生變化，導致孩子壓力增加。幼兒園以玩耍遊戲為主，通過玩耍遊戲來提高孩子應對社會的能力。小學則要慢慢以學習為主，孩子必須養成一個很好的學習習慣，慢慢地開始進行獨立自主的學習。這個時期，學校的規則和目的都與幼兒園不相同，導

致孩子的整體適應方向的不同，孩子的學習壓力比以前增加了，自然會影響生長發育。

第三，社交方面發生的變化。無論是在家還是幼兒園，孩子習慣有人哄著、慣著，到了小學後，一個班級二十多人，老師對孩子不會哄著、慣著。一年級的小朋友需要有一個很長的適應期，適應得好，孩子會進入一個良性循環；適應得不好，孩子無論是行為還是生長都會受到影響。

第四，心態方面也產生了變化。幼兒園老師會哄著孩子，經常表揚孩子，也很少批評孩子。而上了小學之後，老師對孩子的要求就嚴格多了。對孩子來說，批評更多了，表揚更少了，自然會心情不好。比如兔兔上小學之後，一旦有什麼事情沒做好，或者沒有獲得像以前一樣眾星捧月式的表揚，回家就會哭。

孩子要面對一個又一個的小挫折，對我們來說是習以為常，覺得太輕鬆不過了。但對於這個年齡的小朋友來說，會有著極強烈的挫敗感。

所以，父母要及時發現，對孩子進行正確的心理輔導，幫孩子慢慢地學會正確應對在每天的學習生活中遇到的一個又一個的小挫折，更好地融入新的環境。

幫孩子跨過升學時心理上的坎，能幫助他擺脫情緒困擾，讓孩子正常地生長發育。這裡有一些有效的建議提供給大家。

第一，讓孩子提前熟悉環境。首先，提前了解小學的情況，能讓孩子對未來充滿期待，也做好心理準備。

為了讓兔兔適應小學生活，我提前半年帶著兔兔去小學門口，看看小學是什麼樣，讓兔兔到學校裡去，看看學校裡是什麼樣的環境，讓她和比她稍微大一點的小朋友一起玩。我會專門組織我們社區裡的一些上小學的小朋友跟兔兔一起玩，建立朋友關係。他們在一起做遊戲的時候，就很自然地把有些資訊透露給孩子，讓孩子提前做好心理

準備。

　　然後，幫她了解一下小學的學習生活是什麼樣子，提前讓她做心理準備，特別是讓兔兔學會專注。剛開始的時候，她只能專注地坐十幾分鐘，慢慢增加到20分鐘、30分鐘。孩子上小學很重要的一點是需要專注40分鐘來學習，幼兒堅持10分鐘、20分鐘已經相當了不起了，所以培養專注力，要讓孩子明白區分休息和學習的差別。

　　兔兔在上學之前的一段時間，我還有意識地根據學校的時間來調整作息，比如說學校要求早上7點50分到，那麼我們至少7點半就必須準備就緒。小學一般早上8點20分上第一堂課，一堂40分鐘，所以我們也照著這個時間來安排，讓兔兔學習40分鐘，休息10分鐘。這樣一步一步地幫她習慣作息時間。暑假時，一定不能總讓孩子睡懶覺，以免直到開學才發現根本適應不了。

　　還有些父母會選擇讓孩子參加學前班。學前班的老師通過鋪墊灌輸幼兒園跟小學的區別，讓孩子逐漸培養相應的能力。

　　第二，讓孩子明白，自己的問題自己解決。比如，我們遇到過最難的一件事情是讓孩子自己穿衣服、繫鞋帶。兔兔上一年級了，有時候還是不能自己把鞋帶繫好，走路時鞋帶還會把她絆倒。所以我們只能反復地教她，不斷地幫她意識到自己的事情自己做，自己的問題自己解決。上了小學以後，老師會有意識地舉行一些比賽，比如如何穿鞋子、如何穿衣服等，然後用小紅花來作為獎勵。

　　第三，擴大社交範圍，提高孩子的社交適應能力。由於以前在幼兒園是小範圍交際，兔兔媽媽為了讓孩子克服害羞的情緒，報了很多團隊的訓練班，去跟小朋友一起玩，也邀請小朋友到家裡一起玩。透過這樣的一些活動，孩子變得越來越開朗，越來越願意跟人進行交流，提高了孩子的社交能力。

　　希望提高孩子的社交能力，可以讓孩子多出去跟小朋友一起相處。原來孩子是小太陽、小月亮，大家圍著、哄著、讓著，現在，就得讓孩子學會跟小朋友一起分享玩具、分享繪本，學會友善相處。

　　剛開始，孩子可能動不動就會哭、會吵架，但慢慢就能學會如何與他人相處、如何分享、如何合作。社交能力變強之後，對孩子將來更好地應對一年級的生活，有非常大的幫助。

▶ 長高筆記

　　對於幼兒園升國小的孩子來說，父母要未雨綢繆，要了解孩子進入小學後的感受和適應程度，幫孩子順利度過幼兒園升國小時期。

　　全家要齊心協力地幫助孩子，這樣，孩子的情緒受到的影響就會比較小，如此升學這件事就不會對孩子產生較大的負面影響。

▶ 親子時間

　　父母要檢測孩子的生長速度，一般3個月檢測1次，及時計算生長速度。

　　孩子回家後可以鼓勵他交流，把有趣的事跟爸爸媽媽分享。孩子提出說的問題要及時跟老師溝通交流。

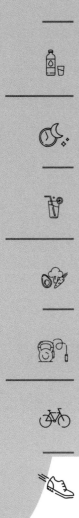

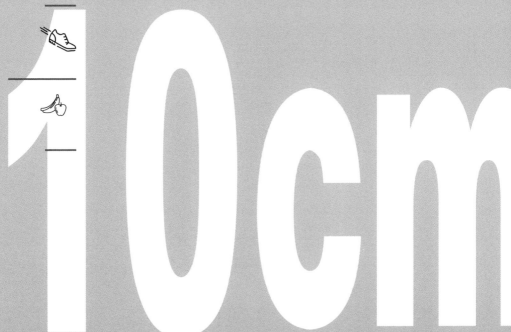

第三章

8 - 14 歲
抓住最後的發育時期，
達到理想的最終身高

　　8-14歲是一個特殊的時期，青春期要開始了，孩子進入了快速成長的時期。青春期意味著性發育，性發育激素水平一上來，長骨末端的生長板一旦閉合以後就無法再生長，錯失了長高的黃金時間。

　　這個時期，父母存在著一些誤解。第一，對青春期的發育沒有意識，沒有認識到孩子青春期的重要性。第二，不會科學管理孩子的生長速度，對孩子身高發育的情況沒有密切監測的意識，等到發現問題的時候，已經錯過了孩子生長的黃金時期。

抓住青春期發育的關鍵節點

　　一般來講，青春期前，孩子如果一年增高低於5公分，就要提高警惕了。進入青春期後，孩子的生長速度加快，如果一年低於6公分，半年低於3公分的話，父母也要提高警惕，並且積極地尋找原因，找出是什麼原因妨礙了孩子的快速生長。

8 - 14 歲男孩身高、體重百分位數值表

年齡	第 3 百分位 身高(公分)	第 3 百分位 體重(公斤)	第 10 百分位 身高(公分)	第 10 百分位 體重(公斤)	第 25 百分位 身高(公分)	第 25 百分位 體重(公斤)	第 50 百分位 身高(公分)	第 50 百分位 體重(公斤)	第 75 百分位 身高(公分)	第 75 百分位 體重(公斤)	第 90 百分位 身高(公分)	第 90 百分位 體重(公斤)	第 97 百分位 身高(公分)	第 97 百分位 體重(公斤)
8 歲	119.9	20.32	123.1	22.24	126.3	24.46	130.0	27.33	133.7	30.71	137.1	34.31	140.4	38.49
8.5 歲	122.3	21.18	125.6	23.28	129.0	25.73	132.7	28.91	136.6	32.69	140.1	36.74	143.6	41.49
9 歲	124.6	22.04	128.0	24.31	131.4	26.98	135.4	30.46	139.3	34.61	142.9	39.08	146.5	44.35
9.5 歲	126.7	22.95	130.3	25.42	133.9	28.31	137.9	32.09	142.0	36.61	145.7	41.49	149.4	47.24
10 歲	128.7	23.89	132.3	26.55	136.0	29.66	140.2	33.74	144.4	38.61	148.2	43.85	152.0	50.01
10.5 歲	130.7	24.96	134.5	27.83	138.3	31.20	142.6	35.58	147.0	40.81	150.9	46.40	154.9	52.93
11 歲	132.9	26.21	136.8	29.33	140.8	32.97	145.3	37.69	149.9	43.27	154.0	49.20	158.1	56.07
11.5 歲	135.3	27.59	139.5	30.97	143.7	34.91	148.4	39.98	153.1	45.94	157.4	52.21	161.7	59.40
12 歲	138.1	29.09	142.5	32.77	147.0	37.03	151.9	42.49	157.0	48.86	161.5	55.50	166.0	63.04
12.5 歲	141.1	30.74	145.7	34.71	150.4	39.29	155.6	45.13	160.8	51.89	165.5	58.90	170.2	66.81

年齡	第3百分位 身高(公分)	第3百分位 體重(公斤)	第10百分位 身高(公分)	第10百分位 體重(公斤)	第25百分位 身高(公分)	第25百分位 體重(公斤)	第50百分位 身高(公分)	第50百分位 體重(公斤)	第75百分位 身高(公分)	第75百分位 體重(公斤)	第90百分位 身高(公分)	第90百分位 體重(公斤)	第97百分位 身高(公分)	第97百分位 體重(公斤)
13歲	145.0	32.82	149.6	37.04	154.3	41.90	159.5	48.08	164.8	55.21	169.5	62.57	174.2	70.83
13.5歲	148.8	35.03	153.3	39.42	157.9	44.45	163.0	50.85	168.1	58.21	172.7	65.80	177.2	74.33
14歲	152.3	37.36	156.7	41.80	161.0	46.90	165.9	53.37	170.7	60.83	175.1	68.53	179.4	77.20

　　以8歲為例，如果身高低於119.9公分，屬於低於第3百分位，意味著孩子身高偏矮；如果身高是130公分，屬於第50百分位，孩子是中等身高；如果身高140.4公分，屬於第97百分位，那麼孩子就偏高了。

　　如果12歲的孩子，身高低於138.1公分就屬於矮小；要是151.9公分就屬於中等；若166.0公分就屬於長得偏快。

8 - 14 歲女孩身高、體重百分位數值表

年齡	第3百分位 身高(公分)	第3百分位 體重(公斤)	第10百分位 身高(公分)	第10百分位 體重(公斤)	第25百分位 身高(公分)	第25百分位 體重(公斤)	第50百分位 身高(公分)	第50百分位 體重(公斤)	第75百分位 身高(公分)	第75百分位 體重(公斤)	第90百分位 身高(公分)	第90百分位 體重(公斤)	第97百分位 身高(公分)	第97百分位 體重(公斤)
8歲	118.5	19.20	121.6	20.89	124.9	22.81	128.5	25.25	132.1	28.05	135.4	30.95	138.7	34.23
8.5歲	121.0	20.05	124.4	21.88	127.6	23.99	131.3	26.67	135.1	29.77	138.5	33.00	141.9	36.69
9歲	123.3	20.93	126.7	22.93	130.2	25.23	134.1	28.19	138.0	31.63	141.6	35.26	145.1	39.41
9.5歲	125.7	21.89	129.3	24.08	132.9	26.61	137.0	29.87	141.1	33.72	144.8	37.79	148.5	42.51
10歲	128.3	22.98	132.1	25.36	135.9	28.15	140.1	31.76	144.4	36.05	148.2	40.63	152.0	45.97
10.5歲	131.1	24.22	135.0	26.80	138.9	29.84	143.3	33.80	147.7	38.53	151.6	43.61	155.6	49.59
11歲	134.2	25.74	138.2	28.53	142.2	31.81	146.6	36.10	151.1	41.24	155.2	46.78	159.2	53.33
11.5歲	137.2	27.43	141.2	30.39	145.2	33.86	149.7	38.40	154.1	43.85	158.2	49.73	162.1	56.67
12歲	140.2	29.33	144.1	32.42	148.0	36.04	152.4	40.77	156.7	46.42	160.7	52.49	164.5	59.64
12.5歲	142.9	31.22	146.6	34.39	150.4	38.09	154.6	42.89	158.8	48.60	162.6	54.71	166.3	61.86
13歲	145.0	33.09	148.6	36.29	152.2	40.00	156.3	44.79	160.3	50.45	164.0	56.46	167.6	63.45
13.5歲	146.7	34.82	150.2	38.01	153.7	41.69	157.6	46.42	161.6	51.97	165.3	57.81	168.6	64.55
14歲	147.9	36.38	151.3	39.55	154.8	43.19	158.6	47.83	162.4	53.23	165.9	58.88	169.3	65.36

在8歲時，如果孩子的身高是118.5公分，是第3百分位；如果是128.5公分，是第50百分位；如果是138.7公分，是第97百分位。

如果12歲，女孩身高低於140.2公分就屬於矮小；要是152.4公分就屬於中等；若長到164.5公分就屬於長得偏快。

根據這張表，可以清楚判斷孩子的生長發育速度，如果孩子超過第97百分位，我們要注意一下是不是有性發育過早的情況，或者是否出現了因分泌生長激素過量而引起身高過高的巨人症。

為什麼青春期對生長發育至關重要

青春期是孩子生長發育的最後時機，這是生長板閉合之前的快長期，一旦錯過了，孩子就無法再長高了。

6月高考結束以後，很多孩子報志願時會量身高，這時很多遺憾就會產生（編案：以下案例皆為中國大陸狀況，非台灣現況）。比如孩子想報考的學校和專業比較特殊，對身高有要求，孩子雖達到錄取分數，但由於身高不夠，只能和心目中的學校擦肩而過。

舉個案例，有位媽媽帶著15歲的孩子來找我，說女兒從小就想當英語老師，高中苦讀3年終於考上了外語學院。眼看夢想近在咫尺，卻被老師告知因為孩子太矮拿不到教師就業資格證。她急切地問我：「孩子現在才146公分，還有可能長高嗎？」

我給這位女孩做了一系列檢查之後，只能遺憾地告訴孩子的媽媽：「如果小時候好好地進行身高管理，孩子是完全能夠長到160公分，甚至165公分的。但是她的骨齡已經成年，沒有辦法長高了，我現在也無能為力。」

另一名案例，我的門診來了一個14歲的女孩，剛上高一。她以後想報考舞蹈學院，但身高只有152公分。目前舞蹈學院的入學要求中，對身高的硬性要求是165公分。趁著暑假，家長帶著孩子來到門診，希望我能幫忙想想辦法，讓孩子再長高十幾公分。

我給女孩做完檢查，只能一聲長歎，因為雖然孩子很有天賦，但是她的骨齡已經是成年人的骨齡了，這意味著她的生長板已經完全閉合，也就是說，她不可能再長高了。結果，孩子和家長都很沮喪、遺憾，嚎啕大哭。

在矮小專科門診，我一天最多可以遇到8-10位這樣的孩子，身高不達標，導致主持夢、教師夢、舞蹈夢、演員夢泡湯。所以大家一定要提高警惕，早發現、早診斷、早介入、早治療。

孩子青春期的生長發育規律

為什麼青春期，孩子長個子最快呢？

進入青春期後，無論是生長激素分泌的脈衝頻率或是每次分泌的量，整體都會增加。

孩子在這個時期會分泌更多的性荷爾蒙。性荷爾蒙的分泌量增加除了讓骨骼快速增長外，還會讓孩子胃口更好，再加上運動鍛鍊，身高就會快速地增長。然而一旦錯過了這個時期，孩子的最終身高肯定會受到影響。

男女的生長規律是不一樣的。女孩發育偏早一些，男孩發育偏晚一些。正是由於女孩比男孩發育偏早，女孩生長板閉合的時間也會更早；相反，留給男孩的長個子的快速生長黃金期相對長。男孩的身高增長量相對比女孩高一些，所以男孩的成年身高，總體上也會比女孩高。在台灣，18歲男性身高平均值為172.1公分，而18歲女性平均身高是161.2公分（資料來源：2017-2020年國民營養健康調查）。

女孩青春期生長發育的規律

女孩通常是9-11歲開始青春期發育。一般來說，女孩在青春期能長高25-28公分，而如果青春期發育早於8歲，就屬於性早熟。

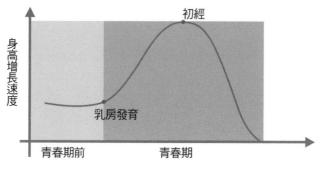

女孩青春期生長發育規律

這張圖呈現的就是女孩青春期的生長發育規律。

女孩出現青春期發育的跡象，都是從乳房開始脹、痛，穿衣服時稍微和衣服摩擦就產生不適感開始的。這代表著孩子進入了青春期，接下來孩子長高的速度會加快。

到月經來潮的時候，身高增長速度是最快的，一般每年可以達到8-10公分。當然，每個人個體差異很大。初經之後，每隔半年生長速度大概會下降一半，這是一個基本的規律。

比如孩子在初經時，生長速度為每年10公分；半年後，就會變成每年5公分；再過半年，就是每年2.5公分；再過半年，就是每年1.25公分，接近於1公分。一般孩子的生長速度在每年1公分以下的時候，就說明他的快速生長期已過，孩子的成年身高跟目前的身高將相差不大，已經進入了生長板閉合的階段。

有些孩子來到矮小專科門診之後，一拍骨齡X光片，發現骨齡已經接近成年人的。接著我再問她月經來了多久，很多孩子會回答「已經來了好幾年」。這時，生長板已經閉合了，即使進行介入也於事無補了。

所以我們一定要提高警惕，已經發生初經的孩子如果身高低於145公分，也就預示著孩子未來的身高想達到160公分的可能性微乎其微。

那麼初經後的最終身高能不能預測呢？

由於個體差異性非常大，我一般不太喜歡預測成年的最終身高。

因為受太多因素的影響，有時候我們很難準確地預測。

　　一般來說，初經後的最終身高有一個公式可以輔助大家進行判斷。

最終身高＝初經時的身高÷（0.9585±0.0178）

　　舉個例子，如果小紅初經時的身高是150公分，我們用公式預測一下她的最終身高範圍。那麼，她可能達到的身高範圍就是153.64-159.4公分。

　　一般來說，女孩在初經以後身高能長6-8公分。有些父母會對我說：「潘醫師，你算得不準，我的孩子就長了10公分」。我想說，由於每個人的情況差異非常大，受許多因素的影響，我們只能給出一個大致範圍，而確實有一些孩子會突破這個範圍。

　　但總體來說，如果孩子初經時身高是145公分，想要達到160公分的可能性微乎其微，即使孩子長了10公分，她也不可能達到160公分。

　　所以，如果孩子的已經來月經，父母通過計算，發現她很難達到理想身高時，就應該帶孩子來門診做一些檢查，了解孩子還有多少生長潛能。我們一起來抓住孩子最後的長高機會，進行適當介入，充分挖掘孩子的生長潛能，讓孩子盡可能地突破限制。

男孩青春期生長發育的規律

　　男孩在10-12歲開始青春期發育，期間能長高25-30公分。男孩如果9歲前開始青春期發育，屬於性早熟。

　　男孩的青春期發育情況往往不像女孩那麼清晰。我們在診斷過程中，通常會對孩子父母的青春期發育年齡進行了解，這可以幫助我們進行輔助判斷。但基本上媽媽都還記得，爸爸都不記得了。

　　同樣地，問孩子開始青春期發育的年齡，一般女孩都能明確地說出具體時間，因為乳房發育時會疼痛，所以女孩的印象比較深。大多

數小女孩對於初經的年齡都非常明確，因為忽然出血讓孩子很惶恐，自然會記得比較清楚。

但男孩就不一樣了，大部分的男生都不清楚自己到底是什麼時候開始青春期發育。所以在這裡，我們分享一些判斷男孩是否進入青春期的方法。

第一個判斷標準是睪丸增大。一般來說，男孩在小學三年級（約9歲以前）睪丸體積較小，長度小於2.5公分，陰莖和陰囊仍處於幼兒型。進入青春期之後，孩子睪丸超過4毫升，就提示孩子進入了快速生長的青春期；5-10毫升就說明進入了一個快速長高時期。

睪丸的大小跟功能不一定是平行的，並不是睪丸越大越好。一般個體差異比較大，有些到最後是15毫升、20毫升，甚至25毫升。父母要記住，4毫升說明孩子要開始發育了，10毫升是進入快速長高期。

第二性徵出現，除了睪丸增大之外，孩子還會開始長陰毛、腋毛。有些男孩可能會出現鬍鬚，但男孩鬍鬚的生長不一定明顯。不少父母來問我，說孩子的上唇有小絨毛是什麼情況，是不是孩子開始長鬍鬚了？

其實，一般我們說長鬍鬚，指的是上顎以及兩頰出現明顯的濃密而粗黑的毛髮。長鬍鬚意味著進入青春期的中後期，如果需要刮鬍子就屬於發育的晚期了，此時身高已經接近最終身高。

長鬍鬚的情況個體差異很大，可能有些男孩直到成年之後鬍鬚都不濃密，有的人則是落腮鬍，不能一概而論。

最後的判斷標準是身高開始快速增長。大部分男孩在10-12.5歲，個子會開始快速增長。現今整體的發育年齡往前移，也可能是由於孩子們普遍營養太豐富而導致。當然，這個快速生長時期不能一概而論，有些父母帶孩子到門診檢查，發現孩子的生長板已經閉合，骨齡已是成人的骨齡了，沒辦法繼續長高，會感到相當措手不及。

家長可以透過以上現象，來判斷孩子是否進入青春期。提醒大家，一定不要忽略孩子的這些變化，否則，當你發現孩子沒達到理想

身高，卻早已過了青春期，就無力回天了。

曾經有一對父母帶著一位女孩來我的門診。夫妻兩個子都很高，爸爸187公分，媽媽167公分，他們以前從不擔心孩子會長不高。但出乎意料的是，孩子13歲身高只有154公分，而且達到這個身高之後，生長速度就明顯下降。父母覺得很不解，因為爸爸是15歲開始進入青春期的，而媽媽14歲才來月經，照理說，孩子不應該13歲之後就生長緩慢啊！

以上案例說明了，每個個體都是不一樣的，我們在判斷時會參考父母的情況，但歸根究底，還是要根據每個人的生長狀況來進行監測。父母絕對不能只信奉經驗主義，覺得父母兩人都高，孩子就不可能矮。事實上，我見過太多孩子沒有達到遺傳身高，比父母都矮得多，他們進入青春期也比父母早得多。

生長中，形體上的長高、變強壯，是可以客觀測量的，而發育是指在形體增長的過程中，一些必要的人體功能開始成熟。有時候，我們只能透過外在第二性徵的一些表現，來判斷這些功能的成熟情況，了解孩子整體發育狀況。但這僅供參考，不能絕對化。

有些父母發現孩子青春期發育了，但個子還很矮，於是特別著急，覺得天都塌下來了。實際上每個人的情況都不一樣，此時父母需要帶孩子到醫院檢查，看看孩子生長發育的主要問題是什麼？還能不能進行有效的介入？

我們必須結合孩子性荷爾蒙的分泌情況、骨齡的發育狀況來判斷他的最終身高。沒有誰規定12歲必須長成12歲的樣子，生物的多樣性決定了我們的發育情況是千變萬化的。有些人可能會先發育一段時間，中間停頓一段時間，後面再開始發育；有些人可能一鼓作氣很快就完成了發育；有些人10歲就開始青春期發育，而有些人16歲才進入青春期。而且父母的發育情況不一定能完全遺傳給孩子，因為孩子什麼時候開始青春期發育，受很多外界因素的影響。

所以我最後要強調的是，所有的規律都只適用於大部分人，而不

是所有人。父母在做判斷的時候不要一概而論，也不要乾著急，最好請專業醫師幫忙進行診斷。

▶ 長高筆記

青春期是生長發育的最後黃金時期，父母在這個階段一定要對孩子的身高進行準確的測量、做好記錄，除了長高的絕對值外，還要重視孩子的生長速度。

記錄好間隔3個月的身高記錄，用後一次減去前一次，除以間隔的月份再乘以12，這就是一年的生長速度。

女孩初經的時期是整個青春期生長速度的頂峰，初經之後，孩子的生長速度就會減慢，直至最終生長板閉合。如果女孩初經時身高在145公分以下，那麼請父母務必到門

診進行評估，因為你的孩子可能很難長到160公分，甚至155公分都可能達不到。

對男孩來說，由於第二性徵跟整體的發育狀況相關度不是那麼密切，所以在這個時期，我們主要應該關注男孩的睪丸發育情況，如果睪丸體積超過4毫升，就意味著要開始發育了，達到10毫升的話，說明孩子生長速度進入最快的階段。

如果到了要刮鬍子的時期，那麼他的快速生長已經完成，進入了青春發育的中晚期。當然，這也是因人而異的，關鍵是父母要加強對孩子生長狀況的監測。

這個時期，父母最容易犯的錯誤就是覺得孩子生長的速度挺快，個子也沒問題，所以完全不把孩子的身高狀況放在心上。然而，這時期的孩子可能一開始一點都不矮，甚至在班裡鶴立雞群，但在後期生長板閉合之後，別的孩子還能繼續生長，他卻失去了長高的機會。所以父母一定要提高警惕，加強對孩子生長情況的監測。

▶ 親子時間

用家裡的牆給孩子測身高。孩子雙腳併攏，站直，屁股、後背、後腦勺全貼著牆。在旁邊畫一道線，記錄孩子的身高，選擇在每天同一個時間測量，這樣才具有可比性。

這個時期，密切記錄孩子的生長速度。大概3個月測量一次身高，同步選用間隔3個月的兩次的數位，來計算生長速度，了解孩子的生長速度是否正常，並清楚孩子是不是在健康快速地成長。及時地發現問題，幫助孩子充分挖掘生長潛能。

另外，剛進入青春期的孩子內心都是很敏感的。第二性徵出現之後，孩子不一定願意開口跟父母溝通。作為父母，要儘量提供給孩子信任感，讓他願意跟你交流，願意傾訴：「我的身體好像有一些變化了。」如此，你才能在第一時間了解孩子生長發育的情況。

警惕性早熟：發育太早影響最終身高

孩子的性發育時期有兩個痛點。

第一個是孩子的發育早，身高長得快。很多父母覺得孩子的身高比其他小朋友都高，所以放下警惕心。在這種情況下，提醒父母要警惕孩子性早熟的發生。

第二個是孩子不長個子。女孩到了13歲，男孩到了14歲，還一點發育的跡象都沒有。有些父母覺得自己當年就是發育晚，孩子肯定也跟自己一樣，可能到了十六七歲才發育，所以不著急，結果拖過去了。我要提醒父母，太晚長個子的話有可能是病態的。

性早熟的危害

如果孩子太快速長高，父母先不要急著高興，因為孩子極有可能是出現性早熟。

如何判斷孩子是否出現性早熟呢？一般來說，女孩8歲前開始性發育，乳房增大、出現陰毛；男孩9歲以前睪丸增大、出現陰毛，都可以作為孩子性早熟的特徵。

性早熟的特徵

性別	時間	性徵
女孩	8 歲前	乳房增大、出現陰毛
男孩	9 歲前	睪丸增大、出現陰毛

性早熟的危害：骨齡超過實際年齡、生長板提前閉合

性早熟的風險有4個：

1. 孩子不會無緣無故地性發育過早，是不是體內長了腫瘤，或者接觸了什麼外源性的性荷爾蒙，又或者吃東西吃得不對。必須結合孩子平時的飲食習慣，到醫院去查清楚原因。如果不弄清楚原因，一些外源性的傷害不只會導致孩子性早熟，還可能讓孩子發生其他問題。

2. 由於性發育過早，而性荷爾蒙是導致生長板閉合的主要因素。孩子的生長板提前閉合，骨齡會超過實際年齡，成年的身高就會受影響。在臨床上，我們遇到過很多孩子最終只能長到130-140多公分，這種情況並不是危言聳聽的。

3. 由於孩子性發育過早，導致心理出現問題。比如有些女孩8-9歲就來月經，那麼我們可能會擔心，孩子自己都照顧不了自己。

4. 孩子性早熟一般會導致心理早熟，也有可能會出現青春叛逆期提前，甚至過早出現性生活，給孩子自身帶來傷害。

如果這些問題都排除了，孩子還是在7歲多就開始乳房發育，那父母也不必惶惶不可終日，只要對孩子未來的生長發育、生育功能不

產生負面影響，就沒什麼大不了的。要對孩子的生長情況進行密切監測，帶孩子去醫院做全面檢查，拍攝骨齡X光片，如果孩子生長板還未閉合，醫師仍可以對孩子的身高進行有效介入。

如何判斷孩子的骨齡

　　骨齡是根據人群計數出來的概念，判定骨骼大概屬於幾歲。因此，骨齡是一種統計學的概念，不是一個生物學概念，並沒有誰規定12歲的人，骨齡必須也是12歲，只要最終成年身高不受影響，將來的生殖生育不受影響即可。

　　觀察孩子的骨齡一般要透過X光片進行判斷。如果孩子是右撇子，那麼在拍X光片的時候要拍左手；如果孩子是左撇子，那就要拍右手，這樣得到的結果會更準確（台灣是用左手，美國原版的骨齡也是用左手）。如果年齡到了一定程度，還要拍其他的部位，比如腳後跟、肘關節、骨盆等。

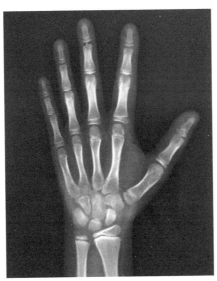

骨齡X光片

　　另外提醒大家，拍骨齡X光片不宜太過頻繁。我見過一些父母，拎著大概有10公分厚的骨齡X光片來到門診，幾乎一個月拍一次。這對孩子的身體其實並不好，畢竟X光有輻射，會對孩子的軟骨造成一定的影響。

　　所以，我們一般建議6個月拍一次就夠了，一年2次，不宜太過頻繁。當然，在部分情況下，拍骨齡的頻率會增加，比如性早熟。

　　拍骨齡X光片的作用是了解孩子真正的發育水平，預測孩子成年的身高。判斷骨齡有很多方法，但是很遺憾，目前全世界還沒有一個大家都普遍認可的精準方法。

　　在北京協和醫院，一般比較推薦圖譜法。根據圖譜，我們倒推骨齡的情況，再結合生長發育的整體情況，測算孩子的骨骼處於生長發育的什麼階段。這對我們來說是一個非常重要的手段。當然，這個計算過程比較煩瑣，一般會借助專門的電腦系統來進行輔助分析。父母可能沒辦法計算清楚，但可以請醫師根據骨齡片幫忙計算。

骨齡和實際年齡的關係

　　人的個體發育情況千變萬化，一般來說，骨齡和實際年齡正負相差1歲是正常範圍；相差2歲屬於偏早或者偏晚，但不一定是病態的，有可能孩子的發育特點就是如此。只要目前的身高跟骨齡匹配，預測成年的最終身高也相對在正常範圍，不用非進行介入不可。

　　在這裡，我為大家介紹幾個常用的概念，可以幫助父母理解孩子的骨齡。

　　第一個概念是CA，指孩子的實際年齡。

　　第二個概念是BA，指骨頭對應的年齡，也就是骨齡。

　　第三個概念是HA，指身高對應的年齡，這可以根據孩子的身高百分位數值表進行判斷。

　　在判斷骨齡是不是有問題的時候，如果骨齡BA跟HA基本上相符，成年最終身高不受明顯影響的時候，不急於進行介入治療。

　　前文説過，判斷孩子是否還能長高，除了判斷骨齡，最關鍵的是要看孩子的生長板有沒有閉合。因為我們長高主要靠大長腿，也就是長骨，長骨末端就是生長板，是生長發育時期的兒童所特有。在這個地方，軟骨不斷地讓鈣磷沉積、鈣化，意味著骨頭不斷地延長。我們如果打生長激素，其實就是作用在這個部位，讓骨頭快速地增長，讓孩子長高。而一旦生長板閉合，孩子就沒辦法再長高了。

　　導致生長板閉合的主要是性荷爾蒙、女性荷爾蒙和類固醇。青春期開始，孩子會快速長個子，軟骨快速鈣化，最終會導致孩子的生長板閉合，閉合以後沒辦法再長高，就進入最終身高。

發現孩子性早熟該怎麼辦

　　對於8-14歲的孩子而言，影響身高的主要因素就是性早熟。大家都相當關注性早熟這個議題，經常有父母急匆匆地來到門診跟我説：「潘醫師，我的孩子性早熟，趕緊幫忙治療吧。」

　　一般遇到這種情況，我並不會短時間下結論，而是一步一步地進行判斷。首先，必須收集相關資訊進行評估，要排除是不是有惡性病變、是不是分泌生殖激素的器官或者是促生殖激素分泌的器官長了腫瘤，這種類型的腫瘤往往惡性機率比較高，如果沒有查出來，貿然開始治療，給孩子注射生長激素，那就相當於火上澆油。在生長激素的作用下，這些腫瘤會越長越大。所以，在進行診斷時，一定要警惕惡性疾病導致的性早熟，比如顱內下丘腦垂體區的腫瘤、盆腔分泌性荷爾蒙的腫瘤等。

　　另外，還有一種較常見的情況是孩子甲狀腺功能低下，引起促甲狀腺激素釋放增加。促甲狀腺激素釋放的同時，會促進性荷爾蒙的分泌，也可能導致孩子出現性早熟。有些孩子因為甲狀腺功能低下，導致長個子速度慢、記憶力下降，同時又伴隨著性早熟，等被發現時會比同齡人矮很多。最近幾年，出現甲狀腺功能低下的年齡越來越小，有的甲狀線功能低下症還很嚴重，要及時診斷、及時發現。

　　無論是腫瘤導致的性早熟，還是甲狀腺功能低下導致的性早熟，都必須提前排除。

假性性早熟

　　有一種情況是假性性早熟。這種性早熟並不是因為孩子分泌過多性荷爾蒙所導致，而是環境因素造成。

　　比如，給孩子不恰當地用藥會導致性早熟。年齡較小的嬰幼兒一般會用嘴去探索世界，尤其是那些紅紅綠綠的藥丸，孩子覺得特別好看，就會往嘴巴裡放。我見過孩子把避孕藥當成糖果來吃，引起性早熟的情況。

　　再比如服用補品和保健品。有些孩子跟著老年人喝補品，也不排除有父母發現孩子長不高，就給吃補品的情況，補著補著麻煩就來了。並不是越貴的食品就對孩子越好，事實上，最常見的食物就是最好的，只要均衡飲食，問題就不大。

　　此外，過度吃零食也可能造成危害，有些孩子吃了很多含有過量添加劑的零食，也會導致性早熟。

　　有些父母疑問雞肉能不能吃？這一點我專門調查過，也詢問過一些食品工程師。其實，目前市面上的雞是在長期的自然選擇和人工選擇下，保留下來的優質品種，它們本身的生長期為四十多天。如果飼養人員在飼料裡添加荷爾蒙，成本會增加很多，也不一定會讓雞長得更快，所以我們不要過度擔心吃雞會引起性早熟的問題。

　　要均衡飲食，再好的食物也不要多吃，這才是我們飲食上最基本的原則。

對於性早熟的治療

　　腫瘤引起的性早熟要針對腫瘤進行治療。如果沒有找到明確的性早熟原因，可以用 GnRHa，也就是促性腺激素釋放荷爾蒙的類似物，

抑制性早熟。

如果孩子骨齡生長速度太快，最終身高已經受損，可以在抑制性發育的情況下，給孩子更多的長高空間。一旦抑制了性發育，生長速度就會下降，這時可以用生長激素來促進和改善孩子的最終身高。

當然，最終的治療方案必須由專業醫師進行嚴格的檢查、評估後決定，儘量在沒有風險的情況下，進行相應的綜合治療，而且要進行3-6個月的密切追蹤，確保治療的安全、有效。

發育太晚，怎樣判斷孩子是否有異常

女孩到了13歲，男孩到了16歲，沒有出現青春發育跡象的孩子稱作「青春期延遲」。

怎樣判斷是矮小還是青春期延遲呢？

建議到門診讓醫師進行評估，檢查孩子青春期延遲的原因，看看是腎上腺激素缺乏，還是甲狀腺功能低下，抑或其他方面的問題。

如果是體質性生長遲滯，也就是說，孩子的青春期延遲是遺傳造成的，這跟他個人的體質有關，不一定有問題。此時父母可以回憶一下，自己當年是否也發育得比較晚。孩子青春發育的啟動時間，很大一部分遺傳自父母，如果父母有青春期延遲的情況，孩子也可能會有。

我們可以再結合孩子的骨齡進行判斷，如果孩子的骨齡跟他目前的身高是相對應的，那就不需要進行特殊治療。只需要進行密切的觀察檢測，鼓勵他多運動即可，時間到了，他的生長速度自己就會追上來。

我的一位博士研究生的課題就是體質性生長遲滯的孩子最終身高的問題。我們收集了北京協和醫院內分泌科於1982-2002年123例男性患者的病曆，這些患者在16歲時未出現青春發育的跡象。

根據臨床診斷，我們篩選出其中屬於體質性生長遲滯的病例，每

3-24個月對他們進行一次復診，對所有患者追蹤2-7年，結果發現，體質性生長遲滯的患者與正常發育的人最終身高並沒有顯著差異。

也就是說，這部分孩子雖然青春期延遲，但如果其他方面沒問題，基本上都能長到中等偏上的身高。一般來說，男生能達到170公分以上，女生很多也能到160公分以上。我還碰到過一位22歲才開始發育的男生，他的最終身高也能達到理想值，這就是俗話講的「二十三，躥一躥」。

間接介入：父母如何幫助青春期孩子好好成長

最重要的是幫助孩子養成健康的生活習慣。

養成健康的生活習慣，對孩子長高是最重要的。父母除了密切地觀察、監測孩子的生長發育情況，更重要的是增加合理的運動，加速孩子骨骼的發育。很遺憾，在我的門診有80%左右的父母，都推託孩子忙著課業沒時間運動。我個人認為，這是因為父母還沒有認識到運動的重要性。無論孩子課業多忙，父母都有必要鼓勵孩子進行運動，一天至少運動半小時是必須達到的。事實上，多運動之後孩子的精力更旺盛，對學習時集中注意力也更有幫助。

此外，還要保證充足的睡眠，刺激生長激素的分泌。對於8-14歲的孩子來說，一般有兩種情況會對孩子造成睡眠干擾，一是學習壓力比較大，學業繁重；二是電子媒體的影響，孩子花越來越多的時間看螢幕，夜裡睡眠品質受到嚴重影響，比如會抽動、多夢，甚至失眠。

最後，父母應該多關注孩子的心理狀態。青春期的孩子容易出現情緒波動，這個時候要及時發現，及時地進行輔導。最基本的原則就是建立順暢的溝通管道，不要一味指責孩子，給孩子亂貼標籤。這個時期的孩子可能會有些叛逆，喜歡跟父母對著來，父母要通過溝通去

了解孩子的內心。

　　這個時期由於荷爾蒙的分泌，孩子快速長高、快速發育，孩子對於自己生理上的各種變化有時會惶恐不安。我們要加強與孩子的溝通，跟孩子之間建立一種信任感，用共同的語言形成一個溝通的途徑。媽媽要多觀察女孩，爸爸多觀察男孩，通過仔細地觀察，及時發現問題，進行應對。在必要情況下，也可以諮詢專業的心理諮商師。

▶ 長高筆記

　　如果女孩在8歲之前，男孩在9歲之前，個子忽然長得特別快，家長要提高警惕，孩子可能出現了性早熟的問題，要帶孩子去醫院就診，確認性早熟的原因。

　　如果孩子到13歲之後還沒有出現快速長高的情況，就說明孩子屬於青春期延遲，要檢查青春期延遲的原因，看看是生理上的問題，還是體質性生長遲滯導致的。

　　對於生理上的問題，要在醫師的幫助下及時進行治療。如果是體質性生長遲滯，那麼可以結合骨齡進行判斷，一般不會影響孩子的最終身高。

▶ 親子時間

　　檢測孩子的身高發育情況，對照身高百分位數值表，找到孩子目前所處的位置，如果有異常的話，要去門診及時檢查。

孩子出現生長痛怎麼辦

經常有父母對我說：「最近孩子腿特別疼，應該屬於生長痛。我原來年輕的時候也痛過。」

對於生長痛，我建議父母不要妄下判斷，因為造成孩子骨頭痛的原因很多，並不一定就是生長痛。我們要排除一些嚴重的問題後，才能確訂為生長痛。

我遇過一個比較極端的例子。父母帶著一個男孩來我的門診，說孩子近期出現了生長痛，痛的程度越來越厲害。檢查結果孩子長了骨瘤，最後只能截肢了。所以，是否為生長痛不能只靠「骨頭痛」這一個標準進行判斷，應該找醫師進行檢查，排除掉其他問題，才能下生長痛的診斷。

為什麼會出現生長痛

對於生長痛的原因，大部分專家認為生長的速度過快，導致牽拉骨膜引起疼痛。骨膜裡有非常豐富的神經，牽拉以後會引起骨膜的疼痛。我的門診遇到孩子生長痛的情況很多，大部分是孩子在注射生長激素的過程中，1年長10公分以上導致的。在我的患者裡，最快的1年能長24公分，快速拉高自然會引起疼痛。

那麼，父母怎麼辨別孩子是否出現了生長痛呢？出現生長痛的一個典型特徵，是孩子在晚上睡覺時，關節周圍出現疼痛，有的可能會連續一段時間，有的可能會隔一段時間再次出現。時間頻率上不一定有非常嚴格的規律性，它的表現以脹痛為主，有些是牽拉痛，抽動性的疼痛是比較少見的。

較容易跟生長痛混淆的是骨瘤，如果父母發現孩子痛得越來越厲害，就要儘快帶孩子去骨科門診進行檢查。此外，有一些疾病，比如關節炎、韌帶拉傷都會導致疼痛，需要專業的醫師確診。

另外就是柳條狀骨折（不完全骨折）。一般來說，柳條狀骨折沒

有明顯的易位，所以從外觀上很難判斷。小朋友的安全意識較差，運動時很容易摔傷，或者由於運動過量導致骨骼受損，但因為小朋友骨骼的韌性比較好，所以不一定出現明顯易位，這種情況我們就稱為柳條狀骨折。如果家長懷疑孩子出現柳條狀骨折，應及時去醫院接受攝影檢查進行診斷。

最後，生長痛不是特別嚴重的症狀，父母只要提高警惕，認識就可以了。生長痛實際上是孩子在快速生長過程中出現的正常生理現象，不用太緊張，更重要的是鼓勵孩子透過戶外運動的方式克服它。一般生長痛都是間斷性的，持續時間不會太長，所以不用刻意進行特殊治療，也不需要專門進行止痛。如果持續加重，那麼一定要到專科門診做進一步檢查，確認原因。

解決生長痛最有效的辦法：補充鈣和維生素 D

現在大家都知道要給孩子補鈣，但補鈣有其方法，不應該亂補。很多家長為了給孩子補充各種微量元素，讓孩子吃各種補品。我們在前文說過，補品裡可能有導致性早熟的成分，還有些產品本身成分不明，會對小孩身體造成無法預測的傷害。所以，我不建議讓孩子吃補品來補鈣。

老年人喜歡熬大骨湯為孩子補鈣。我們做了檢測之後，發現大骨湯裡鈣的含量甚至不如自來水。為什麼呢？因為在熬製大骨湯的時候，骨頭裡的離子鈣溶不出來，孩子是沒辦法吸收的。有些孩子骨折以後，家長用大骨湯補鈣，結果補著補著，血糖反而升高了。那是因為大骨湯裡的脂肪含量太高。

另外，吃肉補鈣也不是一個好選擇，肉裡蛋白質的含量更高。有些肉油脂的含量也不低，熱量偏高，大量補充蛋白質實際上對於鈣的吸收未必有幫助。想從食物中獲取鈣質，最好的方式是喝牛奶，牛奶的鈣含量非常豐富，也更加容易吸收。

另外，在補鈣和維生素D的過程中，由於攝入熱量太高，孩子體重

可能增加太快、太猛，有些甚至達到肥胖程度，導致整個關節的負擔加重，這就更容易加劇生長痛的臨床症狀。

　　孩子出現生長痛，大部分跟維生素D的缺乏有關係。多數孩子會吃鈣片，攝入量也不少，但我個人認為單純補充鈣其實意義不大，因為沒有維生素D的輔助作用，孩子也吸收不了這些鈣。所以想補鈣，還是要以補充維生素D為主。人體內的維生素D主要來源於陽光照射，所以鼓勵孩子經常接觸陽光，經常進行戶外活動是有必要的。在運動之後，父母可以用按摩、熱敷幫助孩子緩解疼痛。

　　另外，在運動時要注意，有些孩子一運動就過度猛烈，比如快跑衝刺，這屬於無氧運動，會讓孩子肌肉裡的乳酸堆積，引起肌肉疼痛。如果孩子此時本身就有生長痛，那麼自然會感覺更難受。

▶ 長高筆記

　　生長痛是孩子在快速生長過程中出現的以骨膜牽拉為主的疼痛，具體原因雖然不是很明確，但主要是跟骨膜的牽拉有關係。一切生長痛都無須進行特殊治療，對症處理、緩解即可。

　　家長可以適當地鼓勵孩子多進行戶外運動，多接受陽光的照射，讓身體合成維生素D，促進鈣的吸收；也可以讓孩子每天喝牛奶補充鈣。

　　如果孩子痛感強烈，而且越來越嚴重，必須帶孩子到門診做進一步的檢查，排除惡性疾病導致的疼痛，兩者不可混淆。

▶ 親子時間

　　持續監測孩子身高、體重的增長速度，如果出現異常的疼痛，要記住它出現的時間，在什麼情況下出現。如果疼痛比較明顯且持續，應及時就醫，尋求專業人士的幫助。

青春期如何進行營養管理

經常有父母帶著孩子來跟我抱怨，說孩子又瘦又小，是班裡最矮的。也有些父母說孩子只長肉，不長個子。

這兩種情況，基本上都是孩子飲食不健康導致。接下來我們主要來介紹，8-14歲的孩子應該如何健康地進食，如何養成健康的飲食習慣。

早餐怎麼吃有助長高

中小學生裡有很多小朋友容易成為早餐的逃兵。據調查，規律吃早餐的學生約70%左右。長期不吃早餐的危害很多，第一是容易發胖，第二是容易引發各種代謝性疾病。研究發現，長期不吃早餐的孩子，罹患高膽固醇、高脂血症的風險遠高於每天吃早餐的孩子。另外，無論是大人或小朋友，不吃早餐還容易引發膽結石。

小朋友不吃早餐的理由往往很奇葩，有的孩子甚至告訴我是為了減肥。其實，無論從營養角度還是醫學角度來看，都應該吃「大早餐」，也就是早餐一定不能湊合。但生活中，我們往往是反著來的，早餐湊合，午餐能簡單則簡單，晚上吃大餐。這種飲食習慣與健康的飲食規律背道而馳。

那麼，早餐應該怎麼吃呢？提供大家一些建議：

1. 早餐要營養均衡。建議全穀根莖類、豆魚蛋肉類、乳品類、蔬菜水果類至少含有3種。
2. 早餐不宜烹飪過度，尤其要避免油炸。油炸食品特別難消化，而且刺激腸胃，可能會導致胃潰瘍。
3. 高脂肪的食物不要選擇，這會讓消化時間變長，造成大腦缺氧，影響學習。
4. 早餐別忘了喝豆漿或牛奶。

青少年早餐食物選擇建議

宜營養均衡	全穀根莖類 / 豆魚蛋肉類 / 乳品類 / 蔬菜水果類至少有3種
避免油炸食品	1. 油炸食品難消化，刺激腸胃易導致潰瘍 2. 高脂肪食物讓消化時間變長，造成大腦缺氧，影響學習

豆漿、牛奶是優質的早餐飲品

豆漿是華人的傳統飲品。據傳，兩千多年前，西漢孝子淮南王劉安在母親患病期間，每日用泡好的黃豆磨成豆漿給母親飲用，劉母之病遂逐漸好轉，豆漿也隨之傳入民間。

大豆蛋白的確是人體所需要的優質蛋白質，富含鈣、鉀、維生素E等。維生素E是抗衰老的良方。尤其值得一提的是大豆異黃酮，隨著高齡化社會的到來，骨質疏鬆成了一種常見病、多發病，大豆異黃酮能延緩骨質疏鬆，降低骨質疏鬆的發生率。

在門診，很多父母問到底是喝豆漿好還是喝牛奶好。喝牛奶的好處也不少，牛奶中鈣含量相當高，也富含維生素D，是優質鈣的主要來源。

在西方的中世紀時期，技術水準還比較低，沒有非常成熟的消毒保存方法，飲用變質的牛奶容易導致各種各樣的疾病，甚至死亡。到了19世紀，隨著科學保存技術、消毒技術的成熟，牛奶的飲用就越來越安全了。

4-10歲的孩子，每天鈣的攝入量約為800毫克；11-17歲的孩子，鈣攝入量約為1,000毫克。所以4-10歲的孩子，我們推薦每天飲用牛奶300-350毫升，11-17歲的孩子每天飲用250毫升。

在牛奶的選擇上，最合適的是純牛奶。不少父母可能會給孩子喝高鈣牛乳、強化牛乳，其實它們跟純牛奶在營養成分上並沒有顯著差別，所以喝一般的純牛奶就夠了。

　　另外，也可以適當地喝一些優酪乳，優酪乳可幫助孩子補充益生菌，對消化系統很有幫助。尤其在亞洲，乳糖不耐症的孩子非常多，也因此優酪乳更適合。但是在飲用優酪乳時要注意，不建議喝合成的優酪乳，也不建議喝加了很多調味品、糖分太高的優酪乳，如果有條件的話，最好是自己在家裡做自製優酪乳。

　　另外，有很多乳飲品，比如調味乳之類，家長如果不注意，可能會用它來代替優酪乳。事實上，含乳飲品並不是優酪乳，它的含糖量極高，添加劑也非常多，營養成分完全比不上優酪乳，所以建議大家不要喝含乳飲品。

早餐要吃對時間

　　早餐的最佳時間是6:30-8:30。對台灣孩子來說，6:30-7:30為佳，畢竟大約7:50前得到學校，有些學校還可能更早一些。

　　用餐的時間不宜太長，15-20分鐘為宜，要幫剛上小學的孩子養成規律。有些孩子注意力不集中，喜歡一邊玩一邊吃，時間久了對進食不利。還有些孩子吃得特別快，急著上學便狼吞虎嚥。這樣的弊端有3個。

　　第一，食物溫度太高，容易燙傷食道。

　　第二，吃得太快，長胖的機率就明顯增高。我個人就是典型案例。我剛到北京協和醫院工作的時候大概是25年前，身高177公分，體重60公斤，算是偏瘦。後來因為工作特別忙，根本就沒有時間好好吃飯，一頓飯3-5分鐘就解決，發胖是很迅速的，結果導致我體重暴增。

　　第三，吃得太快，胃腸道的負擔會明顯加重，將來孩子出現胃腸道疾病、胃食道逆流的風險都會增加。

午飯應該怎麼吃

　　下頁表是對孩子食物的建議攝入量。

食物攝入量建議

類別	單位	兒童少年（歲）		
		7 +	11 +	14 +
蔬菜	（克／日）	300	400 - 500	450 - 550
	（份／日）	3	4 - 4.5	4.5 - 5
水果	（克／日）	150 - 200	200 - 300	300 - 350
	（份／日）	1.5 - 2	2 - 3	3 - 3.5
大豆	（克／週）	105	105	105 - 175
	（份／週）	4	4	4 - 7
畜禽肉	（克／日）	40	50	50 - 75
	（份／週）	5.5	7	7 - 10.5
水產類	（克／日）	40	50	50 - 75
	（份／週）	5.5	7	7 - 10.5
穀物類	（克／日）	150 - 200	225 - 250	250 - 300
	（份／日）	3 - 4	4 - 4.5	5 - 6

　　孩子對食物的攝入量要逐步地根據年齡增加，包括蔬菜、水果、大豆、畜禽肉、水產類、穀物類等。

　　可以把這些必須攝取的食物，按照一定的量均攤。比如每週分為2份、4份、7份等，透過保證食物的多樣性，有機地進行搭配。尤其要注意增加蔬菜、水果的量，來確保孩子攝入足夠的纖維。如果這個時期的孩子養成了「肉食動物」的習慣，只愛吃肉類，那麼除了會因為營養不均衡導致維生素攝取不足之外，還很容易出現便秘等一系列問題。

各類食物建議食用方法

　　對於所有的食物，都應該儘量保證食物本身的營養，不必進行過

於複雜的處理。以下提供大家一些簡單的建議：

1. 烹飪方式建議以煮、蒸、清炒為佳，要求低油、低鹽，幫孩子養成低油、低脂、低糖、低鹽的飲食習慣。

2. 蔬菜儘量以蒸煮為主，過度的烹飪會導致營養素的流失。另外，蔬菜越新鮮越好，儘量少吃醃菜、醬菜等。

3. 在肉禽魚的選擇上，建議優先選擇魚和禽類。魚的烹飪方式最推薦清蒸，能減少營養素的流失。

4. 8-14歲屬於快速生長期，孩子容易出現缺鐵性貧血，所以不妨讓孩子適量食用深紅色的動物內臟。這類食物富含鐵元素和維生素A，不僅有助於預防缺鐵性貧血，還能幫助孩子改善視力。動物內臟建議用簡單的方式炒熟即可。

5. 對於全穀根莖類食物，一般是要求每一餐都適量攝入。當然，華人的飲食方式以米飯作為主食的比較多，建議在米飯中增加一些粗糧，比如玉米、豆類、燕麥等。

6. 薯類食物也可以作為主食進行補充。薯類有助於改善孩子的飲食結構，我們可以透過多樣化的方式來保證孩子接受各類營養。可以把薯類作為主食，也可以當作菜肴，還能成為零食，只是不要使用煎、炸、烤這種過度的處理方式即可。

另外，對於雙薪家庭來說，孩子大多在學校餐廳用餐，父母要及時記錄孩子的進食情況，儘量提醒孩子不能偏食、節食，也不要暴飲暴食，不養成對某一種單一食物的特殊愛好。如果孩子挑食，不吃菜只吃肉，很容易發胖，增高脊椎軟骨損傷的機率；有些孩子則是不吃肉只吃菜，往往會比較瘦小，營養不足，導致長不高。

孩子有各種特殊的飲食偏好，比如只愛吃洋芋片、速食麵等，這都會導致營養不均衡。一旦失衡，就會使他整體的抗病能力變差。我還見過一些孩子從不喝白開水，只喝可樂，每天一定要喝1-2瓶可樂，有些甚至在運動後半分鐘內就能灌下一整瓶可樂。結果是什麼呢？孩

子養成了對含糖碳酸飲料的偏好，就很難戒掉了。

可樂的含糖量超乎我們的想像（每500毫升可樂含糖約50克），過度攝入糖分，孩子很容易發胖，而發胖本身就容易導致性早熟。我見過一位孩子來門診時，已經沒辦法靠自己好好走路了，因為太胖，導致脊椎、骨骼的負擔太重。一問才得知他從小到大都只喝可樂，不喝水。

現在的生活方式便捷，大家可能都習慣買外賣。如果實在沒時間做飯，必須吃外賣、速食，那一定要注意避開高脂、高糖、高油、高鹽類的食物，多選擇健康一些的外賣。

另外，如果午餐攝取的熱量比較高，那麼其他餐就應該主動減少主食和肉類的攝入。父母要加強對孩子的進食情況的監控，了解存在的問題以及失衡的傾向，及時地引導孩子進行調整。

晚餐怎麼吃

對於晚餐，要注意一些基本的原則。

1. 晚餐的時間建議早一些。晚上6-7點吃晚餐最好，此時離睡覺還有3小時左右，能確保孩子在入睡之前就把食物消化得差不多了。

2. 晚餐的量要適當地控制，吃少一些，口味清淡一些，因為吃多了會影響孩子夜裡的睡眠品質。

3. 晚餐拒絕重口味。如果吃得太鹹，孩子晚上喝水喝多了可能會尿床，或者頻繁夜尿去廁所，也會影響他的睡眠品質。首先，油的攝入量一天要控制在25-30克，鹽的攝入量少於6克。另外，孩子的消化道一般比較脆弱，辛辣、生冷的刺激性食物也應該避免，孩子的飲食習慣要儘量跟成人有所區別。

4. 這個階段的孩子處於快速長高的時期，對於營養的需求比較高，也很容易感到饑餓，有時候吃完晚飯沒一會兒就餓了。即使在這種情況下，我也不建議孩子吃夜宵，更不能吃太多高熱

量食物，可以讓孩子喝一些牛奶作為補充。

5. 飲食一定要有度。對於部分住校的孩子，父母可能擔心他們在學校吃不好，等週末回家就忽然給孩子「大補一頓」，結果孩子暴飲暴食，加重腸胃負擔，引起食積、噁心、嘔吐，週一甚至無法去學校上課了。所以在節假日，孩子仍要像平時一樣正常飲食，不需要刻意大補。

孩子能吃零食嗎

對於8-14歲的孩子來說，可能大部分時間都不在父母身邊，父母對於孩子零食的控制很難特別嚴格。但是，我們還是可以在合理範圍內，引導孩子正確地吃零食。我個人建議，只要我們科學合理地選擇，還是可以適量吃零食的。

例如，可以吃新鮮的水果、堅果等，不建議給孩子吃太多的蜜餞、果乾、水果罐頭。餓了可以吃饅頭和麵包，儘量減少膨化食品的攝入，如爆米花、蝦條之類；也少吃油炸食品，如油條、麻花等。如果要吃魚，建議大家以鮮魚製品蒸煮為主，不要吃魚的醃製品。

很多父母可能會覺得，一味地要求低油、低脂，小朋友會吃不下，畢竟高油、高脂的食物都比較香。對於煎、烤、炸出來的食物，孩子很難抵擋誘惑。

在這種情況下，我建議父母慢慢幫助孩子，降低他吃垃圾食品的頻率。「千里之堤，潰於蟻穴」，小朋友先是1個月1次，然後1週吃1次，後來越來越頻繁，就失控了。所以父母要適當地加以控制，不妨讓孩子慢慢適應健康食物的口感，久而久之，習慣了清淡的味道，很自然地就不再想吃那些重口味的東西了。

▶ **長高筆記**

掌握孩子的用餐原則：均衡飲食，少食多餐，不要暴飲暴食。

▶ **親子時間**

　　請帶著孩子去逛超市，認識營養標籤，讓孩子學會管理自己的飲食習慣，建立自己的食譜。讓孩子親自參與，才能真正提高他的自制力。

　　現在食品的營養成分表都是要強制標識的。以餅乾為例，所含能量、蛋白質、脂肪、醣類、鈉、維生素等都有具體含量標識。可以儘量選擇高蛋白質、高鈣、維生素豐富的食物。

　　經常給孩子灌輸一些營養方面的知識，例如告訴孩子鈣是骨骼、牙齒的主要成分，想要個子高，必須在飲食中注意鈣的補充。讓孩子了解這些資訊，增加他對健康方面的認識，告訴他哪些是高熱量的飲食，為什麼不能吃高油、高鹽、高糖的食物等，讓他在篩選食物時有這方面的意識。幫助孩子把低油、低脂、低鹽的飲食習慣長期地堅持下來。

如何保證優質睡眠，讓孩子長得更高

　　熬夜不僅是現在很多成人的毛病，孩子也好像被「傳染」了。很多父母到門診來抱怨，說孩子像「夜貓子」，一到晚上就精神百倍，又是玩手機，又是看電視，就是不想睡覺。

　　而小朋友養成熬夜的習慣，最大的後果是引起生長障礙。睡眠不好會誘發一些潛在的疾病，有研究發現，經常熬夜會引起人們腸道菌群的異常，最後引起整個代謝的紊亂，無論是大人還是孩子，都很容易發胖。

　　所以我在門診幫孩子們寫病歷時，無論什麼情況總會叮囑一句：「一定要保證優質的睡眠。」

　　8-14歲的孩子會更加貪玩，課業壓力也更大，但是在快速成長的過程中，父母還是需要督促孩子養成健康的睡眠習慣。

夜間睡眠是發育的關鍵

　　我見過許多案例由於長期玩電腦、玩手機，嚴重睡眠不足，14歲才150公分左右，明顯矮於同齡孩子。在門診，幾乎每天都遇到這樣的孩子。

　　所以，養成良好的睡眠習慣是很重要的。優質的睡眠不僅能保證孩子體內分泌更多的生長激素，還能保證擁有充沛的體力。孩子的食慾比較好，消化吸收也會好，肌肉充分鬆弛以後有利於骨骼和關節的生長，所以總體上，透過夜間優質的睡眠，能讓孩子更好地長高。

　　睡眠不足會抑制孩子長高，引起生長障礙，同時，還會誘發潛在的疾病，引起腸道菌群紊亂，導致孩子整體代謝異常、發胖。另外，睡眠不足還會影響腦細胞的發育，導致記憶力下降，學習表現受影響。我們以下圖來進行說明。

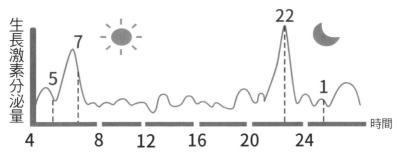

生長激素 24 小時分泌情況

　　與我們生長有關的生長激素分泌，在晚上10點達到一個高峰。晚上10點至凌晨1點孩子睡得越香，生長激素分泌的脈衝頻率越會增加，整體生長激素的分泌量會達到一天的巔峰。

　　另外一個高峰就是早上5-7點。這個時間我們要為起床做準備，起床前人體的「壓力反應」也會引起生長激素的大量分泌。

想讓孩子正常地長高，就必須在規定的時間裡，處於良好的睡眠狀態。

早上5-7點是生長激素分泌的小高峰，這就説明，早上並不是起床越早越好。另外，自然醒對於孩子們來説是個奢望，當然如果在週末的話，提早醒來之後，也儘量不要睡回籠覺。因為過了7點，對於生長激素分泌並沒有正面的影響，白天睡太久，還會影響正常的睡眠時間。

很多父母會為孩子該不該午睡的問題煩惱，事實上，從生理角度來看，中午生長激素分泌偏低，即便午睡，對於生長激素總體分泌量的影響並不大。一般來説累就睡，不累就不睡。

午睡最好在飯後半小時，不要一吃完飯就午休，因為這會影響孩子的消化。午睡時間也要控制，並不是睡得越久越好。午睡屬於短時間的休整，10-20分鐘為佳，原則上不應該超過半小時。一般來説，午睡時間越長就越累。大人也是一樣的，你會發現當午睡超過1小時，整個下午都會渾身不舒服。午睡時間一長，晚上可能就沒辦法好好睡覺，影響到整晚的睡眠品質，得不償失。

晚上10點至凌晨1點是生長激素分泌的高峰期。這個時間，生長激素的分泌無論是頻率或幅度，都明顯高於其他時間，所以，我們一般建議在晚上9點準備入睡，10點必須進入深睡眠狀態。

如果孩子沒辦法在9點準時上床睡覺，也可以推遲到9點半，其實9點和9點半沒有本質上的差別，我認為更重要的是保證睡眠的品質，睡的時間越長，並不代表睡眠品質越好。

補充一點，這個時間的生長激素分泌高峰對我們的生長意義重大，因此給孩子補充生長激素都是在晚上睡覺前，也就是8-9點鐘進行注射。這也是為了模擬生長激素的高峰，在這個時間段使用生長激素治療的效果是最好的。

8-17歲的孩子，建議的睡眠時間根據不同年齡各有差異。一般來説，8-13歲孩子的建議睡眠時間是9-11小時；不足7小時，超過12小時

都不推薦。14-17歲的孩子，睡眠時間基本穩定在8-10小時，也不主張小於7小時，或者超過11小時。

8-17 歲孩子建議睡眠時間

年齡（歲）	建議睡眠時間	不建議睡眠時間
8 - 13	9 - 11 小時	不足 7 小時 超過 12 小時
14 - 17	8 - 10 小時	不足 7 小時 超過 11 小時

想讓孩子規律地睡眠，不必讓孩子星期六、星期天睡懶覺，這種「補眠」是徒勞的，建議大家用一種更積極的生活方式來保障睡眠品質，讓孩子能儘快恢復。孩子在星期六、星期天應該做一些週一到週五沒時間做的運動，比如快走、慢跑、跳繩、踢球……。透過運動，孩子體內會分泌更多的腦內啡，讓精神愉悅，減輕疲乏感，睡眠品質也會更好。

「一覺睡到天亮」的 3 個方法

介紹3個讓孩子一覺睡到天亮的方法，其對應的做法可見下文。

1. 清除各種影響睡眠障礙的因素
2. 減少睡覺前的不良刺激
3. 養成良好的作息習慣，避免出現作息紊亂的問題

如何挑選床墊、枕頭

減少睡眠障礙，首先要選擇合適的床墊。有些彈簧床特別軟，容易讓孩子整個身體下陷，脊椎處於被動彎曲狀態，不利於身體的生長。夜裡的姿態不好，整體承重上會失衡，尤其會影響脊椎、臀部，時間久了，全身的肌肉痠痛，甚至第二天的活動和學習都會受到

影響。

要選擇什麼樣的床墊呢？最好是彈簧、乳膠、記憶泡棉等床墊，幫助孩子在睡眠中得到放鬆。

另外也要挑選合適的枕頭，枕頭不適合，會影響到孩子頭頸部的發育，也會影響到大腦的血液供應，影響睡眠品質。對於8-14歲的孩子來說，枕頭的高度根據孩子頸部訂製，寬度與頭長相同，長度要大於兩肩的寬度。

減少睡眠刺激

睡眠刺激分為3個方面：第一，光刺激；第二，精神刺激；第三，消化道刺激。

其中，減少精神刺激、消化道刺激的方法和3-7歲部分相似。但8-14歲的孩子可能很多已經學會用手機、電腦了，有些孩子還會在晚上打遊戲，這樣肯定會影響睡眠。所以，我會重點介紹如何減少光刺激。

第一，減少暴露於電子螢幕前的時間，以減少光刺激，包括電視、電腦、手機。睡覺前1-2小時要關電視，為了讓孩子儘快進入睡眠狀態。對於8-14歲的孩子，我們還是可以適當地用小夜燈先過渡一下，孩子睡著了再把燈關掉。很多孩子習慣開燈睡覺，這會增加孩子出現性早熟的風險。

假期的時候，如果爸媽都不在家，小孩可以玩一整天。而大量研究發現，當孩子玩遊戲的時間超過16小時，夜裡出現抽動、踢被子的頻率就會明顯增加，甚至會引起癲癇發作。

舉個例子，1997年，英國一位14歲孩子因長時間玩電子遊戲，當場癲癇症狀發作，搶救無效而死亡。經過法醫鑒定，確認孩子猝死與長期玩電子遊戲有關。遊戲機誘發癲癇的直接原因是高頻閃光，當遊戲機螢幕閃爍不定的高頻光線長時間刺激腦細胞時，就會造成腦電路超載，導致神經活動失常，從而誘發癲癇。

另外，長期接觸電子產品，孩子肥胖的機率也會增高。研究發現，孩子看電視的時間如果每天大於3小時，那麼肥胖的機率比每天只看1小時電視的孩子高出近8倍。一方面，孩子在看電視時，一般會長時間坐著不動，身體能量的消耗自然減少；另一方面，大家都習慣邊看電視邊吃零食，在無形中就攝取了更多不必要的熱量，孩子長胖的機率也會增高。所以，一定要控制孩子看電視、看手機、看電腦的時間。

第二，減少精神刺激。不宜在睡前進行激烈的運動，如果太晚運動，孩子心跳加快會比較興奮，不容易入睡。還要避免情緒波動過大，睡前不要訓斥孩子，孩子情緒波動較大也不容易入睡。這個時期的孩子容易心事重重，可能直到半夜都無法進入睡眠狀態。

第三，減少消化刺激。睡前吃得太多，會導致難消化、難入眠。所以晚餐不宜吃得太晚，8點以後就不要再進食了。晚餐最好也不要吃太多，一般吃七八分飽即可。

不要吃夜宵。如果晚上吃得過飽，睡前吃甜食，一是會增加飽腹感，二是容易引起胃食道逆流，都會影響到孩子的睡眠品質。

另外，睡前儘量不要喝太多水和飲料。有一個典型的情況就是，有些孩子尿量明顯增多，比如一天超過3,000毫升或4,000毫升，這叫「尿崩症」。主因就是喝水量增多，導致晚上頻繁地上廁所，睡眠時間被嚴重剝奪。喝水過量不僅會導致電解質紊亂，最重要的是影響睡眠，導致孩子無法正常地分泌生長激素，個子肯定很難比得上同年齡的孩子。

如何養成良好的作息，調整生理時鐘

父母有個錯誤認知，覺得孩子好不容易週末有休息的時間，那麼讓他好好地睡覺吧，星期天在家裡一睡十幾小時，覺得這樣能把眠補回來。但實際上我們會發現，孩子往往是越睡越累、越睡越乏。

生長激素有一定的分泌規律，改變生理時鐘（晝夜節律）對改善生長激素的分泌一點好處都沒有，對長高也是無益的。所以平時要學

習，再累週末也不補眠，最好是用一些積極的方式來進行改善。比如前文所說，進行戶外運動、一家人去逛逛公園，不要宅在家裡睡覺。

儘量讓孩子進入良性循環，這樣更加有利於孩子提高睡眠品質。

科學管理時間，早睡早起

父母首先要帶頭規律休息，如果自己不好好地規律作息，那麼怎麼能要求孩子養成規律作息的習慣呢？孩子肯定會說：「憑什麼你自己都熬夜，卻要求我這麼早就睡覺呢？」

另外，在這個年齡層的孩子普遍有很多作業，所以從小培養孩子時間管理的能力很重要，比如寫作業不拖延、注意力要集中。我經常跟父母們說，磨刀不誤砍柴工，讓孩子適度地出去活動15分鐘，進行適量的有氧運動，對於改善腦部含氧量、改善腦的狀態、提高學習效率非常有幫助。讓腦子休息一下，孩子注意力會更集中，學習效率更高，做作業更快，睡眠也會更好。

相反地，作業做得太晚會導致時間管理出現問題，孩子注意力老是不集中，整體效率並不高，還會影響孩子的睡眠時間。睡眠時間不夠，孩子第二天做作業仍會注意力不集中，造成一個惡性循環。

孩子的睡眠壞習慣需注意

1. **打鼾**：很多孩子容易出現腺樣體肥大，就是咽腔後面的淋巴結肥大。腺樣體肥大會引起咽腔狹窄，進而出現打鼾。一般來說，只要不出現像吹哨一樣的劇烈鼾聲，就不會影響孩子長高。當然，如果孩子長期打鼾，父母還是應該帶去醫院呼吸胸腔科做檢查，以防嚴重打鼾造成孩子睡眠時缺氧。

2. **睡覺抽動、夜裡頻繁醒來**：孩子夜裡總是醒來，也得找出到底是什麼問題引起的。是不是孩子學習壓力太大？或者心理上有其他問題？又或者是孩子睡覺前喝了太多水，導致他不斷地起床上廁所？

3. **張嘴呼吸**：張著嘴睡覺會影響到孩子牙齒、顎面的發育，甚至會影響未來的容貌。所以一定要及時檢查，進行評估，採取針對性的措施。

▶ **長高筆記**

睡眠不好會影響整體生長激素的分泌，進而影響到孩子長高。

採取一種積極的策略，幫助孩子透過運動來改善整體睡眠品質，而不是藉由補回籠覺、賴床，那樣反而會越睡越累。

▶ **親子時間**

跟孩子一起早睡早起。

孩子學業繁忙，如何利用碎片時間高效運動

不運動的孩子由於免疫力低下，所以更容易生病，一生病肯定會影響到生長。另外，運動對孩子骨骼的發育有顯著的正面作用，很多科學研究證實，不運動的孩子比運動的孩子矮2-3公分。

所以，鼓勵孩子進行適當的運動，對於改善身高有很重要的意義。

運動促進長高的 5 大主因

運動是怎樣幫助孩子快速長高的呢？有以下這些主因：

1. 運動能夠促進生長激素的分泌，尤其是有氧運動。充足的有氧運動能顯著刺激垂體分泌更多的生長激素，來保證孩子快速長高。

2. 運動完以後，孩子的體內會產生足量的腦內啡。腦內啡是讓我

們覺得非常愉悅的一種激素，也能夠促進睡眠、改善睡眠品質，更好地達到生長激素分泌的高峰。

3. 運動能促進血液循環，增加骨骼的血液供應。骨骼血液供應好了以後，會得到更多的養分和氧氣，軟骨細胞的生長就會加速。另外，通過合理的鍛鍊，孩子的心肺功能會得到明顯改善，身體也更加強壯。

4. 運動能改善骨骼的品質，讓長骨變長，同時讓骨骼的橫徑增寬、骨髓腔增大，能容納更多的血細胞，來改善整體骨骼的供氧以及養分的供應。

5. 運動能夠讓骨骼重量增加，同時讓骨皮質增厚、骨密度增加，避免老了以後得骨質疏鬆。

怎樣運動有利骨骼生長

要想促進長個子，就需要適度擠壓軟骨板。所以，涉及的運動應該是長時間、不間斷、有節奏的運動。

可促進骨骼生長的運動

彈跳類	伸展類	全身類
跳繩 跳遠	單槓 體操 仰臥起坐	游泳 球類運動

對於8-14歲的孩子來說，可以運動的種類很豐富。我一般推薦的運動是彈跳類運動，比如跳繩、跳遠等。也可以選擇伸展類運動，比如單槓、體操、仰臥起坐等。另外，全身性的運動也相當合適，比如游泳、球類運動等。

孩子平時學習特別忙，利用碎片時間可以讓孩子養成運動的習慣。我推薦跳繩，因為它非常簡單、易上手，也容易堅持，對於手腳協調、感覺統和非常有幫助，對孩子的智力發育也有輔助作用。

　　跳繩相較其它運動容易實施，隨便找個地方跳上20分鐘就可以了。不過，運動一定要注意循序漸進，以跳繩來說，可以在第一週每天跳100下；第二週增加到200下；第三週增加到400下。循序漸進不僅可以慢慢引導孩子愛上運動，也能讓孩子的身體逐步適應運動的節奏。

孩子碎片時間的推薦運動

運動	原因	規劃
跳繩	1. 簡單易上手 2. 容易堅持 3. 促進手腳協調 4. 改善智力發育	第一週 100 下 / 天 第二週 200 下 / 天 第三週 400 下 / 天 第四週 800 - 1000 下 / 天
跳遠	1. 鍛鍊下肢腰腹力量 2. 增強彈跳能力	根據孩子體質做7 - 10次，中間適當休息

　　另外，一定要注意做好熱身，防止拉傷，動作也不要一下子太猛。比如跳遠，它的優勢是鍛鍊下肢腰腹的力量，增強彈跳能力。那麼我們可以根據孩子的體質，分為每組7-10次，組間休息5分鐘，或者也可以跟跳繩、快走、慢跑等結合在一起。總之，一定要循序漸進，防止運動損傷。

週末運動關鍵字：曬太陽

　　週末是孩子運動的黃金時間，建議適度增加全身性運動，或者讓孩子去參加團隊的運動。一方面有利於全身骨骼的生長；另一方面能培養孩子的團隊精神，幫助孩子實現個性化發展。

　　我特別提倡戶外運動，因為陽光的照射可以促進體內合成更多維生素D，而維生素D能促進鈣的吸收，對於維持骨骼的健康非常有幫助。所以，比起室內運動，室外運動更適合小朋友。

有父母問我：「孩子每週都有體育課，還需要再運動嗎？」

每週體育課僅有2-3次，這個頻率是不夠的。建議適度地增加運動頻率，一週至少6次，每次半小時，充分挖掘孩子的生長潛能。

戶外運動的時間，在春秋季可以從上午9點開始，夏季從8點開始，冬季從9-10點開始比較合適。全年下午4-5點都是適宜的，儘量避開上午10點至下午2點進行戶外運動，因為這時的紫外線太強，容易造成中暑、曬傷。

曬太陽最好選擇空曠的、沒有高樓遮擋的樹蔭下。一般來說，以最日常的穿搭為主，皮膚暴露的面積儘量大，沒有必要穿防曬衣物，也不用塗防曬乳、戴墨鏡；可以戴一個有帽簷的帽子，防止陽光直射眼睛即可。

曬太陽的適宜時間

春秋季	9：00 左右
夏季	8：00 左右
冬季	9：00 - 10：00 左右
全年	16：00 - 17：00 均適宜 避免 10：00 - 14：00

假期運動要適量適度

在寒暑假應適度地增加孩子運動的頻率。每週4-5次，每次30-45分鐘，年齡稍大的孩子可以增加到60分鐘。

不能三天打魚兩天曬網，如果不長期堅持，孩子的受益會打折扣，還容易導致運動傷害。

我見過這樣的例子，有個男孩來到門診，經過評估後，我認為他的運動量不夠，就給他開了運動處方，讓他試著跳繩、跑步。結果大概1個星期以後，我在急診室遇到他，原來，這個男孩打籃球時一開始動作太大，沒練兩下就骨折了。為什麼他會骨折呢？因為長期不動，

他的骨骼不夠強壯，如果一開始運動過度就很容易受傷。

所以，運動一定要堅持，不要中斷，也不能一下子太劇烈。小朋友運動的時間不要過長，開始在30分鐘左右就夠了，適應之後再慢慢增加到60分鐘。時間太長容易肌肉拉傷，甚至骨骼、肌肉的營養供給受阻，影響孩子對運動的積極性。

運動強度不宜過大，有些父母一開始就是馬拉松，或者進行重量訓練，孩子呼吸跟不上容易大腦缺氧。還有些孩子十幾歲就開始進行重量訓練，結果負重太大，容易引起關節軟骨板損傷。我們之前經常提到，關節軟骨板對長高具有決定性的作用，如果受傷了，反而會影響孩子的最終身高。

跳繩也是如此，有些孩子一開始就跳5分鐘，每分鐘200下，或者連續跳1,000下，膝關節、韌帶、軟骨板，都有可能受傷。

易使孩子受傷的運動

時間過長	初期＞30 分	肌肉受傷
	後期＞60 分	骨骼／肌肉營養供給受阻
強度過大	馬拉松	骨骼提前骨化，停止長高
	力量訓練	呼吸跟不上，大腦缺氧
	比腕力	肌肉／韌帶損傷
速度過快	跳繩 1,000 下／5 分鐘	膝關節損傷

孩子不喜歡運動怎麼辦

不少父母會面臨一個挑戰，就是孩子不愛運動。怎麼讓孩子愛上運動呢？這個需要父母不斷地開腦洞、不斷地探索、與孩子溝通，找到孩子的興趣點。

父母可以透過比賽、交流等活動，為孩子買漂亮的運動服、運動鞋等，幫孩子建立對運動的儀式感。

我個人覺得還是要求父母想辦法陪孩子運動，如果爸爸媽媽整天躺在沙發上看電視、吃垃圾食品，指望孩子能成為一個健康、熱愛運動的陽光少年，也是不太實際的。

最好是全家一起參加運動。我在國外讀書時體會特別深的是，國外很多家庭在5點下班以後，一家人會趁著日落之前一起玩，進行全家的團隊運動，這對於培養孩子運動的積極性很有幫助。

最後，孩子對於運動的熱情都是一點一滴激發出來的。很多父母跟我說，自己的孩子沒有什麼運動天賦，什麼運動都不會，事實上，沒有哪個孩子天生就會運動，我女兒兔兔剛開始學跳繩的時候，只會先把繩子甩到前面去，自己再蹦過去。慢慢地，她忽然就能連起來跳了，這都是訓練出來的。

▶ 長高筆記

制訂一個科學合理的運動計畫。最重要的是，父母要陪著孩子一起運動，幫助孩子建立健康的運動習慣，讓孩子受益終身。

▶ 親子時間

請準備一個筆記本或是表格，記錄孩子每天的運動種類和時長，這個活動必須讓孩子親自參加，也就是讓他自己來記錄。因為只有這樣，他才會有目標、有成就感。久而久之，才能幫助孩子改變行為習慣， 讓他真正愛上運動。

過胖過瘦都會影響長高，如何調整

孩子的成長過程是一個非常複雜的「綜合性工程」，這個工程中可能會出現各種狀況。比如有些孩子只長肉不長身高；有些孩子吃飯

吃不好，長不高；有些孩子是含胸駝背，體態不挺拔；有些孩子則因為長得太快，營養沒跟上，身體狀態差，骨骼品質也差。

作為父母，一定不要只盯著「長高」這個目標。我們追求的不是單純地長高，而是健康、快樂地生長。所以，我們要找到孩子在生長發育過程中遇到各種問題背後存在的原因，然後針對性地進行處理，幫助孩子更加健康地成長。

最常見會影響孩子生長發育的不良習慣有3種：一是暴飲暴食；二是神經性厭食；三是不良體態。

孩子胖，不代表營養豐富

我在門診見過很多「矮冬瓜」，而其中讓我印象最深刻的，是一個7歲的男孩。

父母帶這個男孩來找我的時候，孩子已經胖到沒有辦法走路了，渾身都是肉，雖然只有7歲，但體重甚至快要超過一個成年人。他的骨骼承受不了這個重量，所以只能坐著特製輪椅，被父母推來醫院。

我詢問情況之後，發現導致他過度肥胖的主要原因就是飲食習慣不好——暴飲暴食、愛吃零食，並且從小到大幾乎只喝可樂不喝水。

孩子飲食習慣不好，比如暴飲暴食，容易出現過度肥胖。肥胖在某種意義上是隱性的營養不良，由於攝入熱量過高，孩子雖然看起來胖，但營養攝入是不均衡的。對於8-14歲的孩子來說，肥胖還會大幅提高性早熟的機率，非常值得我們提高警惕。

肥胖的孩子一般容易長不高，因過度攝取甜食、油膩的食物，會導致孩子出現高血糖、高脂血症，這些都會影響到生長激素的分泌。研究發現，肥胖的孩子容易引發性發育偏早，而性早熟本身就會影響孩子的最終身高。另有研究發現，肥胖的孩子容易缺乏維生素D，影響骨骼的鈣化和成長。

　　一項研究調查了582例肥胖男孩和650例肥胖女孩，對兒童的身高和BMI（身體質量指數，是國際上常用於衡量人體肥胖程度和是否健康的重要標準）之間的關係進行分析，結果顯示：肥胖兒童的平均身高在青春期前比較高，然而，這種青春期前的身高優勢往往會在進入青春期後逐漸減少；在進入青春期後，肥胖兒童的平均身高很快就下降了。在骨齡方面也出現類似的變化：肥胖兒童的平均骨齡比正常體重的孩子大，這就意味著，在進入青春期之後，他們的生長速度會急速下降。

　　總之，肥胖對於孩子的生長發育有百害而無一利，平時要特別注意，防止孩子過度肥胖。

　　在門診，我遇過很多家長有傳統的觀念，喜歡看到孩子發胖，覺得孩子的營養越豐盛越好，給他補足了營養，讓他先長胖，等個子長上去之後，將來再減肥。

　　這個想法是要不得的。小朋友的肥胖跟成年人的肥胖其實相同，因為小朋友的肥胖會讓脂肪細胞增加，而脂肪細胞增加後，成年想再減肥就困難了。我們在生活中也會見到很多類似的例子，小時候肥胖的孩子在成年以後，要長期跟肥胖做艱苦卓絕的抗爭。比起其他人，他們似乎更容易長胖。這種肥胖體質對孩子整體的身體狀態是非常不利的。

　　所以，一定要幫助孩子控制飲食。簡單介紹一些孩子減肥的小技巧：

1. **避免隔代養育**：一般來說，現在年輕的爸爸媽媽對於孩子的體型有一定的認知，不太能接受孩子長成小胖子。但是爺爺奶奶、外公外婆那一輩人還可能帶著舊觀念，認為孫子孫女越胖越好，這就導致他們不斷鼓勵孩子多吃，給孩子「大補」，這對孩子控制飲食肯定是不利的。所以，儘量避免隔代養育，如果長輩非要參與孩子的飲食管理，父母也要跟他們商量好每一頓該怎麼吃，千萬不要讓老人家為孩子「大補特補」。

2. **有意識地引導孩子控制食量**：在孩子吃飯時要提醒他，最多八分飽就足夠了，讓他養成這種習慣。之後，即便是在學校吃飯，到七八分飽他也會主動放下碗筷。

3. **培養運動習慣，減少靜坐時間**：經常帶孩子去參加身體運動，每天至少鍛鍊半小時。

4. **三餐一點，形成規律**：如果吃飯太晚，孩子肯定會忍不住狼吞虎嚥，所以一定要按時吃飯，避免孩子暴飲暴食。

5. **教育孩子細嚼慢嚥。**

6. **營養均衡搭配，飲食多樣化，拒絕高油、高鹽、高糖食物**：最好是從小讓孩子養成清淡的口味，這樣他才能自動拒絕重口味、高熱量的食物。

7. **不貪睡**：有的孩子喜歡賴床，而睡得越久，人體新陳代謝的速度會越慢，自然容易囤積脂肪。

做到以上這些，孩子自然不容易變成小胖子。

厭食危害健康，不利成長

這個時期的女孩對於身材問題非常敏感。我遇過一個小女孩，因為跳舞時被說了一句「胖得跟豬似的」，就開始不好好吃飯，瘋狂節食、運動，很快地，160公分的身高瘦到50斤都不到。瘦是瘦了，但這讓她的身體垮掉，還差點兒患了神經性厭食症。

越來越多的孩子出現神經性厭食症的問題。後果之一，由於嚴重的營養不良，導致孩子整體生長受挫，有些孩子幾乎一年1公分都長不了。後果之二，由於營養不良，體重降到一定程度以後，女孩就不來月經了，很多父母會非常焦慮，小孩也焦慮，不得不請醫師介入治療。

來月經是非常消耗熱量的，孩子得了神經性厭食症，瘦到體內的脂肪量降到一定程度以後，不來月經實際上是一種保護性反應，就是

保護身體不會因為營養嚴重缺乏而導致喪命。如果還要強迫來月經，實際上是對孩子身體進一步傷害。

對於這樣的孩子，更重要的是找出他為什麼會神經性厭食，有哪些心理方面的問題，或是神經、精神方面的問題導致不愛吃飯，然後針對問題來治療，而不是著急地採取一些症狀的處理。

改善神經性厭食的治療方法，第一要找到病因，加強對孩子的心理輔導，幫助孩子減少顧慮。這樣的孩子往往有一個基本的問題，看起來已經瘦骨嶙峋，對著鏡子還認為自己胖，必須透過心理師的輔導幫他解決問題。

第二可以制訂適當的食譜，但一定要記住，進餐方式要少食多餐，循序漸進，別突然增重引發恐慌。孩子一旦覺得自己忽然長胖了，很可能會採取一些極端的行為。

第三是記錄營養的攝入日記，幫助孩子慢慢克服障礙。這需要我們有足夠的耐心，科學合理、循序漸進地幫助孩子克服這些問題。

第四，對於嚴重的厭食症，必須讓專業的精神科（身心科）醫師、心理師參與，對孩子進行心理介入。

體態不好，影響生長

有些小朋友站沒站相、坐沒坐相，走路喜歡含胸駝背，最終也會影響到生長。

走路弓腰、含胸，容易駝背，甚至可能引起脊椎側彎。尤其是含胸，這樣不良的姿態會讓孩子的整個心肺發育都受到影響，影響供氧，並嚴重影響長高。

即使在日本與韓國，現在也不提倡盤腿坐，因為長期盤腿會影響下肢的血液供應，進而影響整體的長骨增長，導致身體偏矮。

在門診我有一個簡單的方法，就是要求孩子進屋以後靠緊牆，腳跟併攏，背部、臀部、後腦勺全貼著牆，兩手放下保持立正姿勢，眼

睛向前平視，堅持10分鐘左右。每天這樣堅持，幫助孩子克服駝背的不良姿態。

　　家長也可以用這種方式幫助孩子矯正站姿。青少年時期是長高的黃金時期，一定要幫助孩子養成健康的身體姿態，讓孩子健康茁壯地成長。

關注生長品質

　　有些孩子最大的問題不是長得慢，而是長得太快，一年甚至能長十幾公分。由於長得太快了，除了會出現比較嚴重的生長痛，皮膚上還會出現生長紋。

　　更重要的是，由於長得太快，孩子整體的骨骼品質容易變差，骨密度降低，容易引發骨折，並且導致成年之後出現骨質疏鬆。

　　所以，我們要加強營養，補充一些維生素。總體上需要多曬太陽、多運動，同時補充維生素D，讓骨骼的品質能確保將來不出現骨質疏鬆等方面的問題。

▶ 長高筆記

　　不良的習慣會影響孩子的成長，不論是孩子太胖或太瘦都要找出原因，進行對應處理，及早進行介入，保證孩子健康成長。

　　在成長過程中及時地糾正孩子不良的身體姿勢，讓孩子更高、更自信、更陽光。

▶ 親子時間

　　請仔細觀察孩子在平時的行、走、坐、臥，並且記錄下來，有問題請及時予以糾正。

自卑、焦慮、壓力大，會導致心因性矮小

我在門診遇過這樣一個案例，6歲孩子的父母長期不和睦，於是離婚，之後的3年裡，孩子總共才長2公分。後來，爸爸媽媽再婚了，孩子在短短的一個暑假就長了5公分。

這個案例非常典型地説明了一個問題，就是「心因性矮小」。由於家庭環境、父母不和、嘲笑辱　等心理暴力，導致孩子出現停止生長，或者生長速度極度緩慢的情況。

由於小孩個子矮，家庭長期處於過度焦慮的狀態，反而會更影響孩子的心理。有些父母問我：「孩子才11歲，能不能長到160公分？」還有父母每天早晚幫孩子量身高。這實際上都在不斷潛移默化地暗示孩子「你的個子有問題」，這些焦慮因素都會影響孩子的成長，反而對長高不利。

家庭環境

影響孩子生長發育的家庭因素包括父母的素養、家庭的氛圍，以及全家的生活方式。

有些父母總是説：「我的孩子胖是遺傳的」。但在我二十餘年做醫師的經歷裡，我遇到的遺傳性肥胖不超過10個，更多的是由於生活方式相近。父母愛吃肉，孩子也愛吃肉；父母不愛運動，孩子也不愛運動。

此外，家族成員的心理個性也會影響其他成員的生活品質。心理社會性身材矮小，就是心因性的矮小症，原因就是家庭氛圍不好，影響生長激素的分泌量，最終讓孩子的身高增長速度變慢。

心理社會性身材矮小

原因	父母不和等家庭衝突 嘲笑、辱　等心理暴力
結果	生長激素分泌量減少， 使身高增長緩慢

還有一種矮小叫「情緒障礙性」的矮小症，孩子一直缺乏家庭溫暖，得不到充分的母愛或父愛，也就是孩子跟父母分割開了，得不到關愛，結果影響下視丘腦下垂體系統，抑制了生長激素分泌，孩子身高的增長就會減緩。

情緒障礙性矮小症

原因	缺乏家庭溫暖 得不到充分的母愛
結果	下視丘腦下垂體系統受情緒影響 抑制生長激素分泌， 使身高增長緩慢

給孩子營造良好的家庭氛圍

怎樣的家庭氛圍有利於孩子的生長發育？下文分享我的幾點經驗。

1. 父母要以身作則，身教重於言教。影響長高的因素包括飲食、睡眠、運動等，父母要以自身健康的生活方式來指導並引導孩子，讓孩子養成健康的生活方式。

2. 作風民主，尊重孩子。例如我們現在門診時，會特別要求跟孩子說話的時候蹲下來，跟孩子的眼睛在同一個水平進行良性的溝通和交流，讓他感受到尊重和理解。如果父母也能這樣做，

那很多問題就會迎刃而解了，孩子也會更願意敞開心扉跟你説出他的心事。

3. 家庭氛圍和諧，夫妻要和睦，尤其不可有冷暴力。在一個冰冷的環境裡，感受不到愛，孩子心理上也會受挫，如果整個家庭的精神氛圍都樂觀向上，家人都能開開心心的，孩子會比別人更加健康、快速地成長。

矮小讓孩子自卑、壓力大，該如何緩解

如果孩子個子比較矮小，那心理或多或少都會存在一些問題。

首先，這是由社會的價值觀引起的一種普遍的消極情緒，現在很多人都處於一種「恐矮」的狀態之中，也有很多人對於身高有一個不切實際的期望值，認為越高就越好，矮就是有問題。這些消極的評價標準，歧視、嘲笑等態度，都會對孩子的心理造成極大的影響。

其次，父母的焦慮也會加重孩子的心理創傷。很多父母往往會出現兩種極端：一種是對孩子的生長發育狀態漠不關心，覺得自己身高足夠，孩子肯定不會矮，等到發現孩子身高不夠的時候，往往已來不及了；另一種恰好相反，就是對孩子的身高過度關注。

有些父母因為孩子的身高問題非常焦慮，帶著孩子滿街求醫問藥，每天都幫孩子量身高，這種情況我稱為「長高迷思」。父母這種過度關注、過度焦慮，無形中給孩子造成心理壓力，孩子會覺得自己身高太矮，比不上別人，這對他們來說是很大的傷害。所以，千萬不要天天幫孩子量身高，也不要經常提醒「你比其他孩子矮」，儘量不要讓他產生壓力。

有時候，孩子的心理問題會進一步引發行為問題，導致行為方面的異常，甚至會對社會產生仇視心理、對抗心理，這都是父母需要格外注意的。

我曾遇到一個小孩對我説：「你知道嗎，你必須給我治。」他又

指了指他的媽媽說：「治不好，我就把你們全家都殺了。」

矮小的孩子需要我們更多的關愛、更多的引導。醫師和父母一定要及時引導和化解孩子的負面情緒，避免孩子產生心理甚至人格方面的障礙。

幫助孩子應對自卑感

矮小的孩子普遍有自卑感，會出現退縮、避讓的行為，沒自信，還會產生社交障礙。

所以，我們必須讓孩子明白，人與人的不同只是一種自然選擇，個子不高有它的偶然性，個子不高也可以活得很精彩。

有些父母會很內疚，覺得個子太矮是孩子遺傳方面出了問題，這都是不必要的，要給孩子灌輸的是性格、內涵、學識、修養對一個人的重要性。

例如告訴孩子「能力決定高度，內涵決定高度」；再舉個我們經常開玩笑說的「濃縮的就是精華」。另外，講一些個子不高，但是取得非凡成就的名人故事，鼓勵孩子、幫助孩子放鬆心情。要積極地尋找孩子身上的亮點，放大孩子的自信。

有些孩子被診斷為矮小症後，父母就有意識地不再讓孩子參加集體活動。這種迴避的行為對孩子回歸社會是非常不利的，畢竟孩子遲早要獨立面對生活。

父母不能替孩子生活一輩子，有些父母總帶著一種負疚的心理，謹小慎微，生怕孩子受到傷害，讓孩子和外界隔離，而且什麼都不讓孩子做。孩子越是什麼事都不做，對於他將來的獨立發展就越不利。

所以，如果孩子產生自卑感，建議求助專業的心理諮商，跟心理師一起分析現象背後存在的問題，進行積極的引導，幫助孩子終身成長。

父母應正確面對孩子的矮小

父母要多尊重孩子、多鼓勵孩子，給孩子成長提供更多的自由空間，讓他充分地發揮自己的特長。

我在美國的時候曾經遇到一位特別矮的孩子，而且他還拒絕用生長激素治療。我問他：「你為什麼不治療呢？你的個子肯定是不正常的。」

他回：「我強大的內心能幫我克服身高上的這點小小的差距。」

雖然我不提倡這種拒絕治療的態度，但我還是非常佩服這位孩子的自信，我從他身上感受到來自內在的力量。所以，父母要相信、幫助孩子建立健康的心理模式，讓孩子的內在充滿力量，比外在的改變更重要。

▶ 長高筆記

正確地面對身高的問題，一起關心和愛護矮小的孩子，幫助孩子樹立自信心，讓他們健康茁壯地成長，獨立面對這個社會。

▶ 親子時間

梳理好影響孩子成長的家庭氛圍因素，並把它寫下來。大人之間要相互提醒，一起努力。

低下身子，以平視的姿態跟孩子聊一聊，了解孩子對於自己的體態、外貌的感受和想法，給予正確的引導，讓孩子明白內涵比外在更重要。通過心理的輔導，幫助孩子養成自信、陽光的生活態度，讓他們健康茁壯地成長。

.

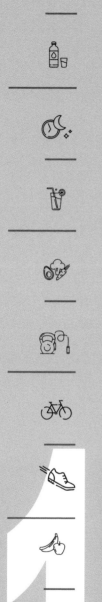

10cm

第四章

關於身高，父母最
關注的 15 個問題

Q1：貧血會影響生長發育嗎？

輕度的貧血，相對來說影響不大，但如果是中重度的貧血，那麼肯定會影響孩子的生長。

對於貧血來講，重要的是確認孩子貧血的原因，比如有些是單純的缺鐵性貧血，缺乏鐵和維生素B12；有些則是遺傳性的地中海型貧血；有些是寄生蟲導致的貧血。要針對貧血的原因進行對因處理。

貧血治好了，孩子的身高自然不會受影響。如果是單純的缺鐵性貧血，那說明孩子的飲食、生活習慣方面存在問題。如果這些問題不糾正，孩子的生長肯定會受影響。

要採取措施，在確診病因後有針對性地進行處理，這樣才能避免孩子的生長受影響。

Q2：延遲初經能增加生長時間嗎？

延遲初經是不是可以增加長高的時間？一般來講，女孩是在11-12歲第一次來月經。初經的那一年，孩子的生長速度應該是一年8-10公分，是青春期生長速度比較快的時候。初經之後，每半年速度減半。女孩初經的時候應該是她青春期長高的高峰期，一般有1.5-2年的生長時間。

依據我們目前積累的資料，初經後的孩子身高能長6-8公分，平均大約7公分，當然也有長不到3公分的，有些則能長10公分。所以，在這裡強調一點，如果你的孩子初經時身高只有142或145公分，建議到門診做進一步評估，檢查孩子目前的骨齡情況、荷爾蒙分泌情況，預測孩子整體的生長潛能。

至於延遲初經是不是能延長孩子長高的時間，要請專科醫師進行評判以後來看看，是否可以透過一邊抑制性發育（如注射柳菩林），

一邊注射生長激素來改善孩子的最終身高。如果評估孩子未來的最終身高是正常的，那麼就沒有必要畫蛇添足地進行人為介入。

Q3：病毒性心肌炎導致少運動，該如何長高？

孩子容易受到病毒的攻擊，導致病毒性心肌炎。

首先要進行原發病的治療，必須保證孩子的病毒性心肌炎得到規範的治療和有效的控制。一般我們建議孩子不要做激烈的運動，但我想要特別強調的是，少動並不等於不動。

我建議孩子可以在病情穩定以後，進行低強度或中低強度的運動，比如散步、慢跑等，這對孩子的恢復也是有幫助的。

孩子罹患這種病以後，父母往往會對孩子過度關愛，有時候會謹小慎微，什麼都不讓孩子做。而我想提醒，循序漸進地適度增加運動其實是很有必要的。同時，也要注意孩子的生活習慣，讓孩子保持均衡飲食、保證優質睡眠、管理好情緒，才能保證孩子健康成長。

如果有什麼問題，建議到門診進一步諮詢，制訂一個科學、完善的治療方案，幫助孩子健康地成長。

Q4：個子矮就要注射生長激素嗎？

孩子個子矮，是否一定要注射生長激素呢？

我們首先必須確定一點：孩子是真的矮嗎？一般來說，低於兒童身高百分位表中的第 3百分位，我們才叫矮。即使孩子身高低於第3百分位，也要進一步檢查到底是什麼原因導致孩子低於第3百分位的。

一般來說，在低於第3百分位的孩子裡，只有3分之1屬於病理性矮小，需要治療，其他其實並不用那麼著急進行治療，要進行科學診

斷、合理介入，而不是一開始就注射生長激素。

很多缺乏經驗的醫師在還沒搞清楚孩子矮小的原因時，就給孩子注射生長激素，結果很可能會出問題。比如有些孩子注射生長激素一段時間後，眼睛就看不見了，因為他的腦部下視丘長了一個瘤，一旦注射生長激素，相當於火上澆油，會不斷激發腫瘤長大，對孩子造成了嚴重的不良後果。

所以，我並不主張先給孩子注射生長激素。個人覺得孩子並非矮小就一定要注射生長激素，重點是診斷清楚，看是否必須注射生長激素，同時督促孩子養成健康的生活習慣，才能讓他們正常地生長。

Q 5：生長激素效果不好可以換其他牌子嗎？

孩子注射生長激素以後，很多父母恨不得他們一天就長2公分。其實，如果孩子原來一年長3-4公分，注射生長激素以後，每年長高8公分就已經算非常理想了。

我不主張長得太快，低於預期並不一定等於效果不好。一般來說，注射生長激素後3-6個月到醫院進行複診，效果的好壞需要醫師來判斷，父母不要主觀臆斷。

孩子注射生長激素之後，如果比原來長得慢，那肯定屬於效果不好。但如果長得不理想，我建議在醫師的評估下進行分析，到底是什麼原因導致孩子長得慢。

我不主張動不動就換藥。在門診遇到很多父母，當孩子才注射1個月生長激素就覺得藥效不好，想馬上再換一種藥。過1個月效果又不好，再換個藥……短短半年時間，幾乎把所有的藥都換了一遍，這是巨大的資源浪費。另外，不同的藥物之間製劑水準不一樣，如果頻繁地更換，孩子容易產生抗體，反而會影響藥物效果。

注射生長激素之後效果不理想，有些是因為注射的方法不對，有

些是因為孩子壓根沒按時打針，有些是藥物保存不當失效，還有因為孩子本身的生長板閉合了。

如果生長板已經閉合或者接近閉合，應該在醫師的評估下進一步分析，採取有針對性的措施，而不是想著換藥。

Q 6：生長激素治療期間如何觀察？

注射生長激素以後，第一個月我們要了解孩子的安全性，看看有什麼不良的反應，比如水腫。在第一個月，我們可以複查肝腎功能、甲狀腺功能。

3個月後，必須進行正式的複診，複診目的是評估孩子的療效，並且監測不良反應。一般來說，每3個月就應該複診1次。很多孩子注射了生長激素以後胃口會特別好，體重快速地增長，而我們是根據體重來計算生長激素的注射劑量，如果體重快速增長，而生長激素的劑量不調整，那麼效果不好也是難免的。所以，孩子在注射生長激素期間要進行定期的監控，每隔3個月就必須帶孩子去醫院評估效果。

Q 7：注射生長激素後的孩子怎麼吃飯？

飲食方面要定時定量地進餐，提供清淡適口的飲食，少食多餐。

擔心孩子在治療過程中胃口太好，體重增加過猛，所以不建議吃太多的油脂類食物，包括油炸食物。另外，如果孩子長得太快，有時候需要服用維生素D、維生素A，並適度補充一些鈣。

建議多喝牛奶，一般來說每天兩杯奶，可以讓骨頭長得更結實，更好地發揮它的生長潛能。在注射生長激素的過程中，飲食習慣基本上可以遵循前文提及的飲食原則。

Q 8：如何看待孩子的骨齡？

在門診，很多父母都拿著骨齡X光片來問孩子的骨齡是幾歲？有沒有什麼問題？實際上，骨齡是一個統計學的概念，不是一個單純的生物學概念，沒有特別強的黃金標準，不同的醫師看骨齡出入會比較大。

我們要結合骨齡跟實際年齡的差距來分析，如果骨齡偏大，意味著孩子的發育進度稍微快了一點，這時如果身高偏矮，有可能會損害到最終身高。尤其是父母個子都很高，孩子卻長得不理想，那就要拍骨齡X光片進行判斷，看看骨齡是否偏大。

有些孩子情況剛好相反，骨齡太小。這種情況一般仍要進行檢查，看是否有甲狀腺功能低下，或者體質性生長遲滯的問題。

如果沒有發現明確的問題，在不影響孩子最終身高的情況下，可以不急著治療，但是要進行密切地複診、觀察，結合孩子的身高、生長速度來分析有沒有潛在風險和其他影響孩子身高的因素。

在我的門診，只要孩子在學齡期，也就是6-7歲，甚至在10歲之前能夠及時地做檢查、評估，最終的身高都沒有大問題。

Q 9：家族性矮小能治療嗎？

很多父母一到門診就說「我們家族的人都矮小」。實際上，有些人只是心理上的矮小，是他的身高離自己的期望值有差距，但不一定是真的矮小。

家族性矮小指的是家族裡好幾個女性身高低於150公分，男性身高低於160公分，這可能會存在著潛在的遺傳因素。

我們見過一個患者的家族中，女性都沒有超過145公分，這種情況就有可能是家族基因導致的。對這樣的孩子，用生長激素治療的效果往往並不太理想。但對大多數身高矮小的患者，需要進一步地確認是

什麼原因引起，不應輕易地下「家族性矮小」這種診斷。

我們必須檢查、明確診斷，符合要求才可以考慮用生長激素治療。當然，家族性矮小患者即使注射了生長激素，效果肯定也不如生長激素缺乏症的患者那麼有效。同時也要求進行定期的複診，根據效果來調整治療方案。

最後我想提醒，即使父母不高也不要太過消極。來到我門診的很多孩子，其父親都只有160多，母親只有150多。這些父母都會憂心忡忡地問我，孩子會不會跟他們一樣矮。

我再次強調那句話：影響身高的遺傳因素占70%，後天因素占30%。

個人覺得遺傳因素很重要，但是通過我們後天的努力，是完全可以改善孩子身高的，關鍵是從飲食、運動、生活環境等方面下手。養成了好的生活習慣，我們可以讓孩子多長高10公分，甚至20公分。

Q 10：男孩青春期怎麼觀察？

男孩進入青春期後，首先一定要密切觀察其長高的速度，監測每隔3個月、6個月的生長情況，對照身高百分位數值表進行判斷。同時，爸爸要注意觀察孩子睪丸的增長、陰莖的長度、陰毛是否出現，還有其他各方面發育狀態，例如喉結出現及變聲。

必要時可以到專科門診進行諮詢，檢查評估孩子的發育是否正常。有條件的話，可以每半年或者1年拍個骨齡X光片，結合骨齡判斷孩子的生長是否正常，孩子的最終身高是不是在理想狀態。

更重要的是，要養成健康的生活習慣、加強運動鍛鍊，充分挖掘生長潛能。

Q 11：快速生長期的孩子可以減肥嗎？

為什麼青少年要勇敢地和減肥說「不」呢？

首先，對於正處在生長發育的青春期少年，「減肥」的說法是百分之百的錯誤。當然，這裡說的「減肥」是針對體重正常的孩子。超重和肥胖的孩子正確地減輕體重，對健康的生長發育有利。

其次，青春期是生長發育的第二高峰期，其重要特徵是身高、體重的突發性增長。從10-18歲，身高平均增加28-30公分，體重平均增加20-30公斤。除體格發育外，生殖系統迅速發育，第二性徵也逐漸明顯。

再次，青少年要承擔繁重的課業，充足的營養是獲得知識的物質基礎。最後，有研究顯示，青春期前營養不良的兒童，在青春期供給充足的營養，可使其趕上正常發育的青年；而青春期營養不良，可使青春期推遲1-2年。如果此時期不攝入充足的營養素，他們很可能會因為缺乏某種營養素而導致生長發育停滯。

因此，青春期的少年慎言「減肥」。

Q 12：放假期間，為什麼孩子忽然停止長高？

很多媽媽帶著孩子來問我，說孩子一到放假就不長高了，尤其是放寒暑假時似乎停止生長了。

其實這種情況相當常見，大部分孩子放長假的時候，長高的速度都會放慢。

為什麼孩子放假期間長高不明顯呢？假期來臨，孩子們經過一學期繁重的生活和課業，需要好好地放鬆一下。但是孩子們剛好處於生長和發育的關鍵時期，如果不注意在假期勞逸結合，調節生活規律，那麼一些潛在因素可能會影響他們長高。

　　首先是過度進行電腦娛樂。如果家長不注意協調和干涉，一些孩子很容易沉溺於上網、打遊戲或者長時間看電視，不參加運動。時間久了，孩子就容易發胖，像馬鈴薯一樣，甚至影響孩子的生長發育和心理。這些又矮又胖的孩子有一個形象的名稱叫做「沙發馬鈴薯」。

　　其次是飲食不夠科學合理，進食時間不規律，暴飲暴食或者偏食、挑食。一些孩子在假期大量進食速食麵、膨化食品、炸薯條或者油膩食品。這些都可能影響孩子們的生長和發育。

　　最後是作息時間紊亂。長時間玩電腦、熬夜會嚴重影響睡眠時間。日本心理學家研究發現，小孩子長時間（2小時以上）玩遊戲或看動畫片，可能會使孩子稚嫩的視覺系統受到損傷，另外會導致孩子睡眠時出現做噩夢、抽搐，甚至誘發癲癇。

　　因此，在休閒放鬆的假期，家長也需要全面呵護和引導孩子健康成長，避免各種影響孩子生長和發育的因素。

Q 13：垂體性矮小可以等晚點治療嗎？

　　有些孩子被診斷出是生長激素缺乏性的垂體性矮小（又稱「腦垂體侏儒症」）。這時，一些父母因為經濟上的困難，會考慮能不能等到以後再諮詢治療？

　　我想提醒大家，如果孩子確診為生長激素缺乏，那必須用生長激素進行治療。這樣的孩子如果得不到治療，他的身高將遠遠落後於同齡孩子，最終身高肯定會受到影響。

　　更重要的是，由於身高明顯矮於同齡人，所以孩子特別容易自卑、膽怯、情緒低落，整個精神狀態都會受到影響。最近幾年，我們一直在關注有這樣心理情緒的孩子，並對其進行介入，讓孩子更加健康地成長。事實證明，保持良好心情，對於孩子長高是很有幫助的。

　　另外，我們在幫孩子計算生長激素注射劑量時，是按照體重配

比；而隨著孩子年齡增大、體重增加，相應的劑量也會加大，費用就會增加。所以，越晚治療，投入產出比就越差。對於生長激素缺乏引起的矮小，請及早診斷、及早介入、及早治療。

Q 14：手術、口服藥物對矮個子有效嗎？

有些父母問：「生長激素太貴，那能不能透過手術或其他藥物治療？」然而，生長激素是目前唯一經過大規模的實驗證明有效性的增高藥物，目前沒有一種口服增高藥物能被證實有增高療效。

口服增高藥主要補充氨基酸、維生素，沒有確切的證據證明這類藥物對於改善身高有效。萬一口服藥裡含有性荷爾蒙，不但不能讓孩子長高，還會導致孩子生長板提前閉合，反而影響孩子的最終身高。

至於增高手術，其實很早就有斷骨增高手術（骨骼延長手術），但這主要是針對單側肢體的畸形、兩側不等長等先天性問題而施行的手術，目前不主張正常人去斷骨增高。

斷骨增高能長6-7公分，但有時候兩條腿癒合不均衡，就會出現一條腿長、一條腿短的情況，有時甚至相差6-7公分，出現畸形。所以對於正常的孩子，請不要把希望寄託在手術增高。

Q 15：23 歲了，還有希望長高嗎？

我遇過這樣的現象，但屬於個例，很多人說自己上大學的時候還長了2-3公分，那是因為他們小時候營養缺乏而造成青春期延遲。

例如說，一位爸爸帶著孩子來門診跟我說：「我22歲的時候還在長個子，我的孩子可能也是這樣的。他現在雖然個子矮，但說不定20歲之後還能竄高。」

我的建議是，千萬不要存有僥倖心理。

總體來說，現在的孩子普遍發育的年齡偏早，在這樣的情況下，我們不要覺得「23歲還能長高」理所當然，幻想著孩子現在矮不要緊，以後某一天還能竄高。

有些孩子一拖延下去，生長板一旦閉合就失去機會了。一般來說，女孩到13歲、男孩到 14歲還沒有出現明顯長高的現象，就建議一定要到醫院進行系統性檢查，看看是否需要進行治療評估。

如果骨齡和身高匹配，那麼我們不一定著急進行介入，但是一定要督促孩子增加運動、均衡飲食，長期地監測複診，讓孩子正常地長高。

另外還有一個情況要注意，如果孩子一直長個子，同時出現性功能低減、性發育問題，而且生長板一直不閉合，成年之後也不停地長高，這種情況也是屬於異常的，需要專科醫師進行治療評估。

附錄一

長高食譜 ——
如何補充維生
素

　　各類維生素對生長發育具有重要的促進、保障作用，生長發育旺盛的時期對維生素的需求量也相對較大。

　　維生素按其溶解性分為脂溶性維生素和水溶性維生素。脂溶性維生素包括維生素A、維生素D、維生素E、維生素K；水溶性維生素有B族維生素和維生素C。在孩子們的生長過程中，維生素是不可或缺的營養素。

維生素大家族

維生素	功能	含量豐富的食物	其他
維生素 A	減少呼吸道傳染病、治療痤瘡，防止多種上皮腫瘤 缺乏可導致夜盲，皮膚、眼睛乾燥	動物肝臟、奶、蛋、奶油	
維生素 D	缺乏可導致骨骼畸形 調節鈣磷代謝、促進骨骼生長	乳、蛋、魚卵、魚肝、奶油	
維生素 E	抗氧化	植物油 核桃、高麗菜、菠菜、龍鬚菜、藻類、貝類	
維生素 K	止血	菠菜、高麗菜、番茄、豌豆、紅蘿蔔	

維生素	功能	含量豐富的食物	其他
維生素 B_1	促進醣類代謝，維護神經、肌肉、心臟的健康，增強消化功能，促進乳汁分泌和防止腳氣病	穀糧、豆類、豆製品、堅果、瘦肉、動物內臟（肝、腎、心）	不能在體內貯存
維生素 B_2	促進生長發育，保護眼睛、皮膚	肝、腎、蛋、乳類、鱔魚、螃蟹、紫菜、香菇、鮮豆類、花生、綠葉菜	怕鹼、易氧化，應適當烹飪
菸鹼酸	缺乏時，舌紅、唇黏膜裂開、噁心、消化不良、全身衰竭、記憶下降、糙皮病	瘦肉、動物肝臟、魚、全麥製品、酵母、麥芽	
維生素 B_6	治療新生兒驚厥、貧血、眩暈、皮膚炎	米糠、酵母、葵花子、麥芽胚、麥麩、大豆、肝、雞、魚、香蕉、核桃、花生	
泛酸 （維生素 B5）	抗壓力、抗寒冷、抗感染；減輕過敏反應	酵母、麥麩、肝、腎、蛋、乳、新鮮蔬菜、芝麻、花生、大豆、龍蝦、葵花子	
生物素	體內蛋白質、脂肪、醣類代謝所必需	肝、腎、酵母、蛋黃最多；粗糧、麵粉、魚、花生、豆乾、肉、乳製品	由腸道微生物合成，不易缺乏；但生雞蛋含「抗生物素蛋白」，會阻礙人體對於生物素的吸收
葉酸	維護細胞正常生長、增強免疫功能	新鮮蔬菜	久置易流失
維生素 B_{12}	防治惡性貧血所必需	牛肝、牡蠣、羊肉、雞蛋、小蝦、豬肉、雞肉、牛奶及其製品	
維生素 C	缺乏易牙齦紅腫出血、牙齒鬆動、皮下出血、關節肌肉疼痛、疲倦、虛弱、傷口難以癒合 防治壞血病 增強抵抗力，萬能解毒劑	辣椒、花椰菜、苦瓜、雪裡蕻（雪裡紅）、芥菜頭、青蒜、甘藍、油菜、芥菜、薺菜、奇異果、刺梨、沙棘、生番茄、酸棗、鮮棗、山楂	

富含維生素 A 的一日食譜（全日烹調用油：20 克）

餐次	食物名稱	用量
早餐	麵包	100 克
	牛奶	250 毫升
	木瓜	200 克
午餐	爆三樣	豬肝 25 克、豬腰子 25 克、豬瘦肉 25 克、黃瓜片 50 克、泡發木耳 5 克
	菠菜拌腐竹	菠菜 100 克、泡發腐竹 25 克
	混米飯	白米 75 克、小米 50 克
晚餐	炒紅蘿蔔絲	紅蘿蔔 100 克、瘦肉絲、玉蘭片各適量
	蒜蓉青花菜	青花菜 100 克
	蒸南瓜	南瓜 100 克
	花卷	麵粉 15 克
	五穀粥	五穀雜糧少許

富含維生素 B_1 的一日食（全日烹調用油：20 克）

餐次	食物名稱	用量
早餐	全麥麵包	麵粉 50 克
	煮花生	25 克
	牛奶	250 毫升
	橘子	100 克
午餐	豬里脊絞肉炒豌豆	豬里脊肉 50 克、豌豆 50 克
	番茄炒菠菜	番茄 50 克、菠菜 50 克
	雜麵餅	豆麵粉、蕎麥麵粉、小麥粉各 75 克
晚餐	木耳雞蛋炒油菜	泡發木耳 15 克、雞蛋 1 個、油菜 100 克
	羊雜湯	羊肚 15 克、羊腰子 10 克、羊肝 10 克
	糙米飯	糙米 75 克

富含維生素 B2 的一日食譜（全日烹調用油：20 克）

餐次	食物名稱	用量
早餐	饅頭	100 克
	茶葉蛋	雞蛋 1 個
	牛奶	250 毫升
	香蕉	80 克
午餐	魚香豬肝	豬肝 25 克、黑木耳 20 克、黃瓜 50 克
	番茄雞蛋湯	番茄 25 克、雞蛋液少量
	蒜苗炒豆乾	蒜苗 50 克、豆腐乾 25 克
	米飯	白米 75 克
晚餐	炒菠菜	菠菜 50 克
	肉片炒甜椒	甜椒 75 克，瘦肉 25 克
	花卷	麵粉 50 克
	小米粥	小米 50 克

富含維生素 C 的一日食譜（全日烹調用油：20 克）

餐次	食物名稱	用量
早餐	饅頭	麵粉 100 克
	蛋花牛奶	牛奶 250 毫升，雞蛋 1 個
	柑橘	100 克
午餐	肉絲炒青椒	青椒 100 克，豬瘦肉 50 克
	蘑菇炒油菜	蘑菇 25 克，油菜 100 克
	菠菜雞蛋湯	菠菜 50 克，雞蛋液少量
	米飯	白米 125 克
晚餐	韭菜炒豆乾	韭菜 50 克，豆腐乾 25 克
	素炒花椰菜	花椰菜 75 克
	饅頭	麵粉 100 克
	山楂	50 克

附錄二
長高食譜——
如何補鈣

鈣作為促進生長發育的人體必需礦物質，主要功能有：1.沉積於骨骼和牙齒，保障其正常發育；2.降低微血管的通透性，維持神經肌肉的興奮性；3.參與肌肉收縮、凝血過程和對細胞代謝的調節。

缺乏鈣，身高將無法增長，牙齒將無法鈣化，還易引發各種生長遲緩。

常見食物中鈣的含量（從高到低排序，毫克/100克）

食物名稱	含量
魚鬆	3970
蝦皮	2000
全脂奶粉	1030
蝦米	882
芝麻醬	870
鹽滷豆腐	777
奶酪	590
大豆	367
海帶	348
茶葉	325
金針菜	301

食物名稱	含量
海參	285
紫菜	264
木耳	247
石膏豆腐	240
西瓜子	237
南瓜子（炒）	235
芹菜	187
牛奶	120
花生仁	119

富含鈣的一日食譜（全日烹調用油：20 克）

餐次	食物名稱	用量
早餐	麵包	125 克
	奶酪	15 克
	牛奶蛋花湯	牛奶 250 毫升，雞蛋 1 個
	蘋果	100 克
午餐	豬肉燉海帶	肥瘦豬肉 30 克、海帶 25 克、粉條 15 克
	木須湯	雞蛋液少量，泡發木耳 15 克，油菜心 25 克
	米飯	白米 150 克
晚餐	黃瓜拌千張	黃瓜 50 克，千張 30 克
	蝦皮炒小菜	蝦皮 15 克，小白菜 100 克
	紫菜瘦肉湯	紫菜 15 克，豬瘦肉 25 克
	花卷	麵粉 125 克

附錄三
長高食譜——
如何補鐵

鐵的主要功能包括：1.儲存於紅血球中的血紅素和肌肉的肌紅素，參與人體氧的轉運、交換和組織呼吸；2.作為體內各種酶（如細胞色素氧化酶、過氧化氫酶等）的輔酶，在新陳代謝、神經活動、體力活動、增強機體免疫力等方面發揮重要作用。

如果孩子缺鐵，會導致胃腸黏膜容易萎縮，胃酸分泌不足，這時不想吃飯，甚至有厭食傾向，導致營養不足。最終這些孩子比較乾瘦，生長發育遲緩。

常見食物中鐵的含量（從高到低排序，毫克/100 克）

食物名稱	含量
黑木耳	185.0
海帶	150.0
蝦子	69.8
芝麻醬	58.0
桂圓	44.0
銀耳	30.4
豬肝	25.0
豬血	15.0
醬豆腐	12.0
大豆	11.0
牛肝	9.0
芹菜	8.5

食物名稱	含量
雞肝	8.2
豆腐乾	7.9
油菜	7.0
蛋黃	7.0
羊肝	6.6
紅豆	5.2
小米	4.7
白菜	4.4

富含鐵的一日食譜（全日烹調用油：20 克）

餐次	食物名稱	用量
早餐	麵包	125 克
	芝麻醬	10 克
	牛奶	250 毫升
	香蕉	100 克
午餐	豬瘦肉炒甜椒	豬瘦肉 30 克，甜椒 50 克
	香菇炒油菜	香菇 25 克，油菜 50 克
	蝦米冬瓜湯	蝦米 10 克，冬瓜 50 克
	米飯	白米 150 克
晚餐	辣椒炒豬肝	豬肝 60 克，辣椒 30 克
	番茄雞蛋湯	番茄 50 克，雞蛋液少量
	饅頭	麵粉 100 克
	紅棗粥	紅棗 15 克，小米 25 克

附錄四
女孩身高（長）、
體重表

0-18歲女孩身高（長）、體重百分位數值表

	第3百分位		第10百分位		第25百分位		第50百分位		第75百分位		第90百分位		第97百分位	
年齡	身高（公分）	體重（公斤）	身高（公分）	體重（公斤）	身高（公分）	體重（公斤）	身高（公分）	體重（公斤）	身高（公分）	體重（公斤）	身高（公分）	體重（公斤）	身高（公分）	體重（公斤）
出生	46.6	2.57	47.5	2.76	48.6	2.96	49.7	3.21	50.9	3.49	51.9	3.75	53.0	4.04
2月	53.4	4.21	54.7	4.50	56.0	4.82	57.4	5.21	58.9	5.64	60.2	6.06	61.6	6.50
4月	59.1	5.55	60.3	5.93	61.7	6.34	63.1	6.83	64.6	7.37	66.0	7.90	67.4	8.47
6月	62.5	6.34	63.9	6.76	65.2	7.21	66.8	7.77	68.4	8.37	69.8	8.96	71.2	9.59
9月	66.4	7.11	67.8	7.58	69.3	8.08	71.0	8.69	72.8	9.36	74.3	10.10	75.9	10.71
12月	70.0	7.70	71.6	8.20	73.2	8.74	75.0	9.40	76.8	10.12	78.5	10.82	80.2	11.57
15月	73.2	8.22	74.9	8.75	76.6	9.33	78.5	10.02	80.4	10.79	82.2	11.53	84.0	12.33
18月	76.0	8.73	77.7	9.29	79.5	9.91	81.5	10.65	83.6	11.46	85.5	12.25	87.4	13.11
21月	78.5	9.26	80.4	9.86	82.3	10.51	84.4	11.30	86.6	12.17	88.6	13.01	90.7	13.93
2歲	80.9	9.76	82.9	10.39	84.9	11.08	87.2	11.92	89.6	12.84	91.7	13.74	93.9	14.71
2.5歲	85.2	10.65	87.4	11.35	89.6	12.12	92.1	13.05	94.6	14.07	97.0	15.08	99.3	16.16
3歲	88.6	11.50	90.8	12.27	93.1	13.11	95.6	14.13	98.2	15.25	100.5	16.36	102.9	17.55
3.5歲	92.4	12.32	94.6	13.14	96.8	14.05	99.4	15.16	102.0	16.38	104.4	17.59	106.8	18.89
4歲	95.8	13.10	98.1	13.99	100.4	14.97	103.1	16.17	105.7	17.50	108.2	18.81	110.6	20.24
4.5歲	99.2	13.89	101.5	14.85	104.0	15.92	106.7	17.22	109.5	18.66	112.1	20.10	114.7	21.67
5歲	102.3	14.64	104.8	15.68	107.3	16.84	110.2	18.26	113.1	19.83	115.7	21.41	118.4	23.14

年齡	第3百分位 身高(公分)	體重(公斤)	第10百分位 身高(公分)	體重(公斤)	第25百分位 身高(公分)	體重(公斤)	第50百分位 身高(公分)	體重(公斤)	第75百分位 身高(公分)	體重(公斤)	第90百分位 身高(公分)	體重(公斤)	第97百分位 身高(公分)	體重(公斤)
5.5歲	105.4	15.39	108.0	16.52	110.6	17.78	113.5	19.33	116.5	21.06	119.3	22.81	122.0	24.72
6歲	108.1	16.10	110.8	17.32	113.5	18.68	116.6	20.37	119.7	22.27	122.5	24.19	125.4	26.30
6.5歲	110.6	16.80	113.4	18.12	116.2	19.60	119.4	21.44	122.7	23.51	125.6	25.62	128.6	27.96
7歲	113.3	17.58	116.2	19.01	119.2	20.62	122.5	22.64	125.9	24.94	129.0	27.28	132.1	29.89
7.5歲	116.0	18.39	119.0	19.95	122.1	21.71	125.6	23.93	129.1	26.48	132.3	29.08	135.5	32.01
8歲	118.5	19.20	121.6	20.89	124.9	22.81	128.5	25.25	132.1	28.05	135.4	30.95	138.7	34.23
8.5歲	121.0	20.05	124.4	21.88	127.6	23.99	131.3	26.67	135.1	29.77	138.5	33.00	141.9	36.69
9歲	123.3	20.93	126.7	22.93	130.2	25.23	134.1	28.19	138.0	31.63	141.6	35.26	145.1	39.41
9.5歲	125.7	21.89	129.3	24.08	132.9	26.61	137.0	29.87	141.1	33.72	144.8	37.79	148.5	42.51
10歲	128.3	22.98	132.1	25.36	135.9	28.15	140.1	31.76	144.4	36.05	148.2	40.63	152.0	45.97
10.5歲	131.1	24.22	135.0	26.80	138.9	29.84	143.3	33.80	147.7	38.53	151.6	43.61	155.6	49.59
11歲	134.2	25.74	138.2	28.53	142.2	31.81	146.6	36.10	151.1	41.24	155.2	46.78	159.2	53.33
11.5歲	137.2	27.43	141.2	30.39	145.2	33.86	149.7	38.40	154.1	43.85	158.2	49.73	162.1	56.67
12歲	140.2	29.33	144.1	32.42	148.0	36.04	152.4	40.77	156.7	46.42	160.7	52.49	164.5	59.64
12.5歲	142.9	31.22	146.6	34.39	150.4	38.09	154.6	42.89	158.8	48.60	162.6	54.71	166.3	61.86
13歲	145.0	33.09	148.6	36.29	152.2	40.00	156.3	44.79	160.3	50.45	164.0	56.46	167.6	63.45
13.5歲	146.7	34.82	150.2	38.01	153.7	41.69	157.6	46.42	161.6	51.97	165.3	57.81	168.6	64.55
14歲	147.9	36.38	151.3	39.55	154.8	43.19	158.6	47.83	162.4	53.23	165.9	58.88	169.3	65.36
14.5歲	148.9	37.71	152.2	40.84	155.6	44.43	159.4	48.97	163.2	54.23	166.5	59.70	169.8	65.93
15歲	149.5	38.73	152.8	41.83	156.1	45.36	159.8	49.82	163.5	54.96	166.8	60.28	170.1	66.30
15.5歲	149.9	39.51	153.1	42.58	156.5	46.06	160.1	50.45	163.8	55.49	167.1	60.69	170.3	66.55
16歲	149.8	39.96	153.1	43.01	156.4	46.47	160.1	50.81	163.8	55.79	167.1	60.91	170.3	66.69
16.5歲	149.9	40.29	153.2	43.32	156.5	46.76	160.2	51.07	163.8	56.01	167.1	61.07	170.4	66.78
17歲	150.1	40.44	153.4	43.47	156.7	46.90	160.3	51.20	164.0	56.11	167.3	61.15	170.5	66.82
18歲	150.4	40.71	153.7	43.73	157.0	47.14	160.6	51.41	164.2	56.28	167.5	61.28	170.7	66.89

註：①此表根據中國大陸2005年九省／市兒童體格發育調 資料研究制定
　　②3歲以前為「身長」

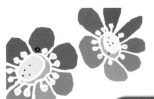

6-18歲女生身高生長曲線表

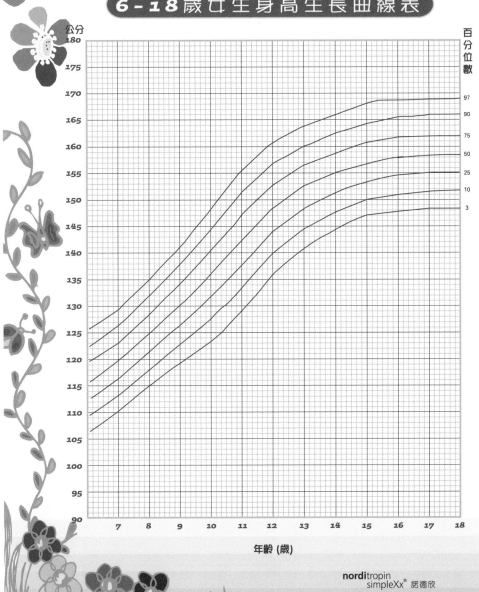

公分　　　　　　　　　　　　　　　　　　　　　　百分位數

年齡 (歲)

norditropin
simple**Xx**®　諾德欣

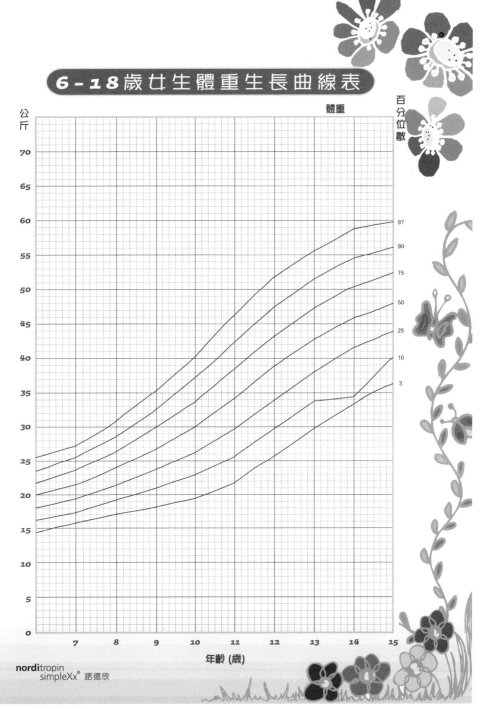

6-18歲女生體重生長曲線表

註：資料來源：（台灣）臺大醫院-健康電子報

附錄五
男孩身高（長）、
體重表

0-18歲男孩身高（長）、體重百分位數值表

年齡	第3百分位 身高(公分)	第3百分位 體重(公斤)	第10百分位 身高(公分)	第10百分位 體重(公斤)	第25百分位 身高(公分)	第25百分位 體重(公斤)	第50百分位 身高(公分)	第50百分位 體重(公斤)	第75百分位 身高(公分)	第75百分位 體重(公斤)	第90百分位 身高(公分)	第90百分位 體重(公斤)	第97百分位 身高(公分)	第97百分位 體重(公斤)
出生	47.1	2.62	48.1	2.83	49.2	3.06	50.4	3.32	51.6	3.59	52.7	3.85	53.8	4.12
2月	54.6	4.53	55.9	4.88	57.2	5.25	58.7	5.68	60.3	6.15	61.7	6.59	63.0	7.05
4月	60.3	5.99	61.7	6.43	63.0	6.90	64.6	7.45	66.2	8.04	67.6	8.61	69.0	9.20
6月	64.0	6.80	65.4	7.28	66.8	7.80	68.4	8.41	70.0	9.07	71.5	9.70	73.6	10.37
9月	67.9	7.56	69.4	8.09	70.9	8.66	72.6	9.33	74.4	10.06	75.9	10.75	77.5	11.49
12月	71.5	8.16	73.1	8.72	74.7	9.33	76.5	10.05	78.4	10.83	80.1	11.58	81.8	12.37
15月	74.4	8.68	76.1	9.27	77.8	9.91	79.8	10.68	81.8	11.51	83.6	12.30	85.4	13.15
18月	76.9	9.19	78.7	9.81	80.6	10.48	82.7	11.29	84.8	12.16	86.7	13.01	88.7	13.90
21月	79.5	9.71	81.4	10.37	83.4	11.08	85.6	11.93	87.9	12.86	90.0	13.75	92.0	14.70
2歲	82.1	10.22	84.1	10.90	86.2	11.65	88.5	12.54	90.9	13.51	93.1	14.46	95.3	15.46
2.5歲	86.4	11.11	88.6	11.85	90.8	12.66	93.3	13.64	95.9	14.70	98.2	15.73	100.5	16.83
3歲	89.7	11.94	91.9	12.74	94.2	13.61	96.8	14.65	99.4	15.80	101.8	16.92	104.1	18.12
3.5歲	93.4	12.73	95.7	13.58	98.0	14.51	100.6	15.63	103.2	16.86	105.7	18.08	108.1	19.38
4歲	96.7	13.52	99.1	14.43	101.4	15.43	104.1	16.64	106.9	17.98	109.3	19.29	111.8	20.71
4.5歲	100.0	14.37	102.4	15.35	104.9	16.43	107.7	17.75	110.5	19.22	113.1	20.67	115.7	22.24
5歲	103.3	15.26	105.8	16.33	108.4	17.52	111.3	18.98	114.2	20.61	116.9	22.23	119.6	24.00

年齡	第 3 百分位		第 10 百分位		第 25 百分位		第 50 百分位		第 75 百分位		第 90 百分位		第 97 百分位	
	身高 (公分)	體重 (公斤)	身高 (公分)	體重 (公斤)	身高 (公分)	體重 (公斤)	身高 (公分)	體重 (公斤)	身高 (公分)	體重 (公斤)	身高 (公分)	體重 (公斤)	身高 (公分)	體重 (公斤)
5.5 歲	106.4	16.09	109.0	17.26	111.7	18.56	114.7	20.18	117.7	21.98	120.5	23.81	123.3	25.81
6 歲	109.1	16.80	111.8	18.06	114.6	19.49	117.7	21.26	120.9	23.26	123.7	25.29	126.6	27.55
6.5 歲	111.7	17.53	114.5	18.92	117.4	20.49	120.7	22.45	123.9	24.70	126.9	27.00	129.9	29.57
7 歲	114.6	18.48	117.6	20.04	120.6	21.81	124.0	24.06	127.4	26.66	130.5	29.35	133.7	32.41
7.5 歲	117.4	19.43	120.5	21.17	123.6	23.16	127.1	25.72	130.7	28.70	133.9	31.84	137.2	35.45
8 歲	119.9	20.32	123.1	22.24	126.3	24.46	130.0	27.33	133.7	30.71	137.1	34.31	140.4	38.49
8.5 歲	122.3	21.18	125.6	23.28	129.0	25.73	132.7	28.91	136.6	32.69	140.1	36.74	143.6	41.49
9 歲	124.6	22.04	128.0	24.31	131.4	26.98	135.4	30.46	139.3	34.61	142.9	39.08	146.5	44.35
9.5 歲	126.7	22.95	130.3	25.42	133.9	28.31	137.9	32.09	142.0	36.61	145.7	41.49	149.4	47.24
10 歲	128.7	23.89	132.3	26.55	136.0	29.66	140.2	33.74	144.4	38.61	148.2	43.85	152.0	50.01
10.5 歲	130.7	24.96	134.5	27.83	138.3	31.20	142.6	35.58	147.0	40.81	150.9	46.40	154.9	52.93
11 歲	132.9	26.21	136.8	29.33	140.8	32.97	145.3	37.69	149.9	43.27	154.0	49.20	158.1	56.07
11.5 歲	135.3	27.59	139.5	30.97	143.7	34.91	148.4	39.98	153.1	45.94	157.4	52.21	161.7	59.40
12 歲	138.1	29.09	142.5	32.77	147.0	37.03	151.9	42.49	157.0	48.86	161.5	55.50	166.0	63.04
12.5 歲	141.1	30.74	145.7	34.71	150.4	39.29	155.6	45.13	160.8	51.89	165.5	58.90	170.2	66.81
13 歲	145.0	32.82	149.6	37.04	154.3	41.90	159.5	48.08	164.8	55.21	169.5	62.57	174.2	70.83
13.5 歲	148.8	35.03	153.3	39.42	157.9	44.45	163.0	50.85	168.1	58.21	172.7	65.80	177.2	74.33
14 歲	152.3	37.36	156.7	41.80	161.0	46.90	165.9	53.37	170.7	60.83	175.1	68.53	179.4	77.20
14.5 歲	155.3	39.53	159.4	43.94	163.6	49.00	168.2	55.43	172.8	62.86	176.9	70.55	181.0	79.24
15 歲	157.5	41.43	161.4	45.77	165.4	50.75	169.8	57.08	174.2	64.40	178.2	72.00	182.0	80.60
15.5 歲	159.1	43.05	162.9	47.31	166.7	52.19	171.0	58.39	175.2	65.57	179.1	73.03	182.8	81.49
16 歲	159.9	44.28	163.6	48.47	167.4	53.26	171.6	59.35	175.8	66.40	179.5	73.73	183.2	82.05
16.5 歲	160.5	45.30	164.2	49.42	167.9	54.13	172.1	60.12	176.2	67.05	179.9	74.25	183.5	82.44
17 歲	160.9	46.04	164.5	50.11	168.2	54.77	172.3	60.68	176.4	67.51	180.1	74.62	183.7	82.70
18 歲	161.3	47.01	164.9	51.02	168.6	55.60	172.7	61.40	176.7	68.11	180.4	75.08	183.9	83.00

註：①此表根據中國大陸2005年九省／市兒童體格發育調查資料制定
　　②3歲以前為「身長」

姓　名：_____
出生日期：___年___月___日
體　重：_____
父身高：_____　母身高：_____

6-18歲男生身高生長曲線表

公分

185

180 ·································· 97

180 ·································· 90

175 ·································· 75

170 ·································· 50

165 ·································· 25

160 ·································· 10

155 ·································· 3

150

145

140

135

130

125

120

115

110

105

100

95

年齡 (歲)

7　8　9　10　11　12　13　14　15　16　17　18

norditropin
simpleXx® 諾德欣

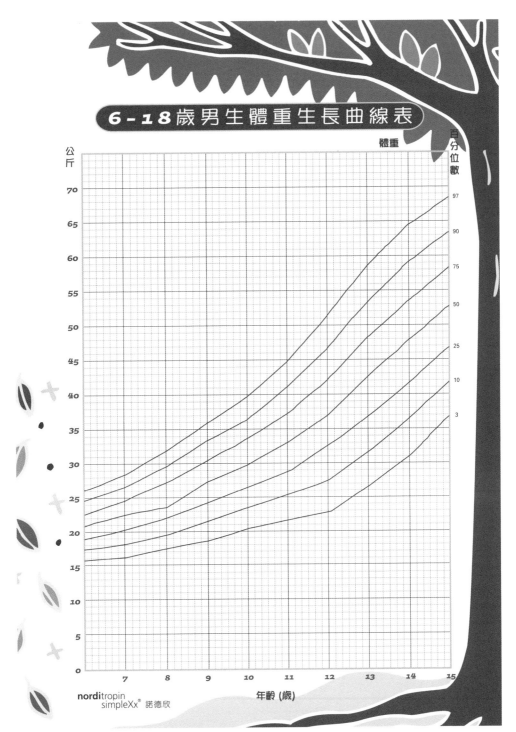

6-18歲男生體重生長曲線表

註：資料來源：（台灣）臺大醫院-健康電子報

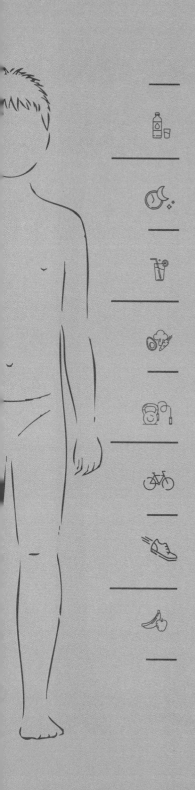

附錄六
促進生長發育的
飲食原則與食譜

食譜特色

1.避免高脂肪食物。

2.避免甜食。

3.避免辛辣刺激、口味重的食物。

4.每餐食物體積不宜過大，少量多餐，可按三餐兩點安排。

5.食物品種豐富。每日蛋白質15-20克，脂肪30克，醣類50-55克，蔬菜300-400克。

6.進食量因人而異，最重要的是做到營養全面、均衡。雖然我分享的食譜看起來數量較多，但我們不能為了達到某個量硬讓孩子多吃，孩子經常吃太飽也會影響生長。

7.孩子在生長發育快速期，仍需要適當補充鈣和維生素D。人體內的維生素D3主要依靠自身合成，但是很多人接受日照的時間不夠，需要從動物性食物中獲得，比如動物肝臟、蛋黃、瘦肉、魚肝油、乾乳酪、牛乳、奶油、堅果、水產品等。

Part1　兒童一日食譜

| 1. 身高 110 公分 兒童一日食譜 （1,300-1,500 大卡／日） | 為滿足能量所需，食譜中應含有主食150-200克、蔬果500克、豆魚蛋肉類150克、豆漿200毫升、牛奶250毫升、油脂與堅果種子類3湯匙（20-30毫升）。 |

A 套餐

早餐：
茶葉蛋1個（約50克）、全脂牛奶250毫升、全麥吐司70克、
午餐：
米飯130克
香菇油菜：香菇10克（乾）、油菜50克、鹽1克、油5毫升
冬瓜丸子湯：冬瓜50克、瘦豬肉30克、鹽1克、油2毫升
芹菜炒香腸：芹菜50克、香腸10克、鹽0.5克、油5毫升
晚餐：
紫麵饅頭：紫麵粉50克
白菜絲拌豆腐絲：白菜50克、豆腐絲50克、油1毫升（不加鹽）
紅燒魚：鯉魚100克、油5毫升、鹽1.5克
點心1：桃子200克
點心2：玉米100克（約半根）

B 套餐

早餐：
菜肉小餛飩8個， 配紫菜蝦皮少許
午餐：
紫米飯：紫米25克、白米25克
肉絲菠菜炒粉絲：菠菜50克、瘦豬肉50克、濕粉絲120克、鹽2克、油3毫升
羊肉白蘿蔔湯：白蘿蔔50克、羊肉50克、鹽1克、油1毫升

晚餐：
小花卷1個（70克）
小米粥：小米30克
涼拌海帶絲：海帶絲50克、麻油1毫升
雞蛋花椰菜番茄：雞蛋1個、花椰菜50克、番茄50克、油3毫升、鹽0.5克
點心1：蘇打餅乾25克、優酪乳65毫升
點心2：葡萄200克

C 套餐

早餐：
優酪乳130毫升、鵪鶉蛋3個（30克）、燒餅夾肉：燒餅70克、醬牛肉35克
午餐：
四季豆豬肉餡包子：四季豆100克、瘦豬肉50克、麵粉75克、油2毫升、鹽1.5克
香椿炒雞蛋：香椿25克、雞蛋1個、油3毫升、鹽1克
晚餐：
饅頭70克
綠豆粥：綠豆15克、白米10克
蠔油生菜：生菜50克、油2毫升、鹽0.5克、蠔油5毫升
雞蓉青花菜：雞胸肉 50 克、青花菜50克、油3毫升、鹽2克
點心1：優酪乳80毫升、小餅乾25克
點心2：橘子200克

2. 身高 110-120 公分兒童一日食譜

（1,600-1,700 大卡／日）

為滿足能量所需，食譜中應含有主食200-225克、蔬果500克、豆魚蛋肉類150-175克、乳品類250-500毫升、油脂與堅果種子類3-4湯匙。

A 套餐

早餐：
蝦肉餛飩：蝦仁10尾、麵粉25克（玉米麵和麵粉各12.5克）

午餐：
番茄肉末湯麵：掛麵75克、瘦肉末25克、番茄50克、蔥2克、油2毫升、鹽1克
什錦豆腐：雞肉片25克、木耳25克、鹽滷豆腐10克、豌豆20克、油3毫升、鹽1克

晚餐：
南瓜稀飯：白米50克、南瓜50克
攤餅：麵粉50克、雞蛋1個、鹽0.5克、油5毫升
拌茄泥：茄子100克、芝麻醬5克（相當於油3毫升）、鹽0.5克
肉絲炒豆芽：豬肉50克、豆芽100克、油2毫升、鹽1克

點心1：
核桃粉30克，溫水沖調
三明治：火腿20克、吐司70克、奶酪15克、青菜50克

點心2：
桃子200克
蜂蜜牛奶：牛奶250毫升、蜂蜜5克

B 套餐

早餐：
豆花150克
香菇雞肉餡包子：麵粉50克、香菇10克、雞肉50克、油鹽少許
煎雞蛋：雞蛋1個、油3毫升、鹽少許

午餐：
櫻花壽司：白米100克、雞蛋2個、火腿75克、黃瓜50克、紅蘿蔔50克、海苔1片、櫻花粉適量、壽司醋適量
清蒸武昌魚：武昌魚100克、油2毫升、鹽少許
酸菜白肉粉絲煲：酸菜50克、白肉（五花肉）12.5克、粉絲75克、油鹽少許

晚餐：
米飯：白米50克、小米25克
瘦肉末炒茄子：茄子100克、肉25克、油鹽少許
蝦皮小白菜：小白菜150克、蝦皮10克、油鹽少許

點心1：蘋果1個、牛奶250毫升
點心2：杏仁10顆、優酪乳100毫升

C 套餐

早餐：
炒饅頭：白菜75克、瘦肉丁25克、饅頭70克、油10毫升、鹽少許
紫菜蛋花湯：紫菜5克、雞蛋液少量、鹽少許

午餐：
肉片香干芹菜：里脊肉50克、芹菜100克、香干20克、油7毫升、鹽少許
燒二冬：冬筍25克、泡發香菇（冬菇）75克、泡發木耳10克、油7毫升、澱粉3克、鹽少許
金銀卷100克

晚餐：
蔥燒海參：海參100克、油7毫升、鹽少許
燴素什錦：玉米筍25克、油菜75克、蛋皮25克、油鹽少許
黃瓜50克
米飯 130 克
小米粥：小米25克
點心1：煮花生10顆
點心2：優酪乳100毫升、餅乾3塊

3. 身高 120-135 公分兒童一日食譜

（1,800-1,900 大卡／日）

為滿足能量所需，食譜中應含有主食250克、蔬果500-750克、豆魚蛋肉類150-175克、乳品類250-500毫升、油脂與堅果種子類3-4湯匙。

A 套餐

早餐：

火腿蛋沙拉：火腿丁20克、煮雞蛋1個、熟馬鈴薯丁50克、紅蘿蔔25克、生菜50克、沙拉醬10克

牛奶燕麥粥：牛奶250毫升、燕麥片50克

午餐：

米飯50克

馬鈴薯燉牛肉：馬鈴薯50克、牛肉50克、油6毫升、鹽3克

苦瓜肉絲：苦瓜100克、瘦肉50克、油3毫升、鹽2克

白蘿蔔絲湯：白蘿蔔40克、油3毫升、鹽1克

晚餐：

薏米粥：薏米15克、白米10克

發麵餅50克

鹽水鴨：鴨肉25克、油5克、鹽3克

素燒茄子：茄子100克、蔥10克、紅辣椒2克、油5毫升、鹽少許

芝麻醬拌豇豆：豇豆50克、芝麻醬5克（相當於油3毫升）、鹽2克

點心1：柚子300克、蜂蜜水200毫升

點心2：花生20顆、優酪乳100毫升

B 套餐

早餐：

菠菜雞蛋餡包子：雞蛋1個、菠菜50克、麵粉50克、油5毫升

地瓜粥：地瓜25克、白米25克、蒜味香腸35克

午餐：

玉米餅：玉米麵粉75克

草魚豆腐湯：草魚50克、鹽滷豆腐50克、油5毫升、鹽少許

肉片炒秀珍菇：秀珍菇50克、豬肉片30克、油5毫升、蔥花1克、鹽少許

素炒南瓜：南瓜100克、油5毫升、蔥花1克、鹽少許

晚餐：

發糕：豆麵粉25克、白麵50克

扁豆炒肉絲：扁豆100克、瘦豬肉30克、油7毫升、鹽少許

豆芽炒韭菜：豆芽75克、韭菜50克、油3毫升、鹽少許

點心1：牛奶250毫升、奇異果200克

點心2：冰糖燉梨：鴨梨150克、冰糖5克

C 套餐

早餐：

鹹麵包片50克、叉燒肉25克、奶粉30克

菠菜炒蛋：菠菜100克、雞蛋1個、油5毫升、鹽1克

午餐：

茄子肉丁滷麵條：茄子100克、瘦豬肉丁30克、麵條75克、油5毫升、鹽2克

醋溜白菜：白菜50克、油5毫升、鹽1克

青椒肉絲：青椒50克、瘦豬肉30克、油4毫升、鹽1克

晚餐：

燒餅50克

青菜蛤蜊湯：菠菜50克、麵粉25克、蛤蜊肉20克、油鹽少許

炒花生米：花生米10克、油2毫升、鹽1克

木須肉：木耳50克、黃瓜50克、瘦豬肉片20克、油5毫升、鹽3克

蒜蓉茼蒿：茼蒿50克、蒜少許、油3毫升、鹽2克

點心1：蒸白糖山藥：山藥50克、糖5克

點心2：柳丁100克、葵花子25克

4. 身高 136-150 公分兒童一日食譜

（2,000-2,100 大卡／日）

為滿足能量所需，食譜中應含有主食300克、蔬果500-750克、豆魚蛋肉類200克、乳品類500毫升、油脂與堅果種子類3-4湯匙。

A 套餐

早餐：
優酪乳150毫升、蜂蜜蛋糕50克
煎雞蛋：雞蛋1個、油3毫升、鹽0.5克
午餐：
什錦炒飯：米飯100克、黃瓜50克、午餐肉40克、紅蘿蔔50克、油5毫升、鹽2克
清燉小排骨：排骨50克、鹽1克
菠菜粉絲：菠菜100克、粉絲75克、油4毫升、鹽1克
晚餐：
豆麵小饅頭：豆麵粉50克、玉米麵粉25克、白麵粉25克
冬瓜蝦仁：冬瓜100克、蝦仁80克、油5毫升、鹽1克
涼拌老虎菜：青椒50克、黃瓜50克、香菜少許、油3毫升、鹽2克
點心1：
甜杏50克、西瓜100克、核桃2個、牛奶250毫升
點心2：
肉絲湯年糕：年糕50克、豬肉15克、油菜50克、鹽少許、油3毫升

B 套餐

早餐：
雜糧麵包100克、煮雞蛋1個、豆漿250毫升
午餐：
烙餅100克
肉末燒豆腐：豆腐100克、肉末50克、油3毫升、鹽2克
燒二冬：冬筍25克、泡發香菇（冬菇）75克、泡發木耳10克、油7毫升、澱粉3克、鹽少許

晚餐：
饅頭100克
黃瓜雞蛋湯：黃瓜50克、雞蛋液少量、油鹽少許
紅燒雞翅：雞翅100克、鹽2克、油適量
蒜蓉青花菜：青花菜100克、油2毫升、鹽2克、蒜蓉適量
點心1：牛奶250毫升、蘋果200克
點心2：栗子10個、核桃3個

C 套餐

早餐：
火腿三明治：麵包50克、火腿40克、煎雞蛋1個、生菜25克
牛奶250毫升
午餐：
雜糧飯：白米50克、紅豆10克、燕麥10克、小米10克、紫米10克、地瓜10克
辣椒炒雞絲：辣椒100克、雞肉50克、油3毫升、鹽2克
清炒A菜：A菜100克、油2毫升、鹽少許
晚餐：
湯麵：麵條100克、白菜100克、豆腐50克、鹽少許
涼拌豬肝：豬肝50克、醬油少許、醋少許、鹽少許
油炒紅蘿蔔：紅蘿蔔100克、油3毫升、鹽2克
點心1：橘子50克、瓜子25克
點心2：草莓50克、豆漿250毫升

Part2　早餐食譜 10 道

1. 小肉卷、肉菜粥、涼拌西洋芹

小肉卷製作方法

材料：
麵粉50克、五花肉15克、蔥末15克、薑末5克、醬油40毫升、香油5毫升，以及酵母、鹽、味精、食用鹼粉適量

做法：
（1）將酵母放入盆中，用125毫升溫水化開，加入麵粉和成麵團發酵，待麵發起後加入適量鹼水揉勻。
（2）將五花肉剁成泥，放入盆中，加入蔥末、薑末、醬油、鹽、味精及清水少許，攪成黏糊狀，加入香油拌勻成餡。
（3）將麵團放在砧板上，擀成長方形薄片，抹勻肉餡，卷成卷，按蒸籠大小分成一塊塊，放入籠中，用大火蒸15分鐘，取出放涼，切成3公分長的小斜塊，放入盤中即可。

肉菜粥製作方法

材料：
白米飯50克、豬肉末25克、白菜切碎25克，以及醬油、鹽、香油各適量

做法：
（1）將白米飯、豬肉末及200毫升清水放入鍋內，置大火上燒沸，轉小火，煮至將熟時加入白菜，再煮10分鐘左右。
（2）將粥煮至黏稠時，加入醬油、鹽及香油調勻，盛入碗中，稍涼即可食用。

涼拌西洋芹製作方法

材料：
西洋芹1把，花生油、鹽及香油少許

做法：
（1）將西洋芹的葉子摘去洗淨。
（2）以鍋子煮水，待水滾後放入花生油，再放入西洋芹，煮約3-4分鐘即可。
（3）將西洋芹撈出放入冷水中過冷，將西洋芹去皮切段，裝盤加入鹽、香油拌勻即可。

營養評價：
含有豐富的蛋白質、脂肪、醣類、維生素B1、維生素C、維生素E和菸鹼酸等多種營養素，還含有鈣、鐵等對人體有益的成分。

2. 馬鈴薯泥拌飯、豆漿

馬鈴薯泥拌飯製作方法

材料：
馬鈴薯300克、白米50克、牛肉或豬肉10克、綠豆芽5克、水芹菜或菠菜5克、蕨菜5克、桔梗5克、蘑菇5克、紫菜5克、蔥2克、蒜2克、醬油3毫升、大豆油3毫升、芝麻鹽1克、胡椒粉0.1克、雞蛋1個

做法：
（1）馬鈴薯剝皮洗淨後，切成小塊放入水中。將蔥和蒜切成末。
（2）將白米洗淨後放入水中泡著。
（3）在醬油中放入蔥末、蒜末、芝麻鹽、胡椒粉做成調料醬。
（4）牛肉切成絲，用調味醬醃製。綠豆芽用水燙一下，用調味醬拌好。水芹菜用水燙一

下，切成4-5公分一段，並以調味醬拌好。蕨菜和桔梗煮完後，過一遍涼水。蕨菜切成每段4-5公分，桔梗撕成與蕨菜差不多的大小。蘑菇洗淨撕成細絲，紫菜用火烤之後弄碎。

（5）鍋熱了以後放入大豆油，將準備好的雞蛋、牛肉、蕨菜、桔梗、蘑菇按順序放進去炒。

（6）在一個鍋中放入準備好的馬鈴薯，加水煮一下，再放入白米用大火煮。飯煮熟後關火悶一下子，最後拌勻放入碗中。將炒好的牛肉醬以及拌好的綠豆芽、水芹菜按顏色擺好，最後放上碎紫菜。

營養評價：
食物種類豐富，含有大量的蛋白質、脂肪、醣類，和豐富的維生素 C、鈣、鐵、鋅等。

做法：
（1）將白米淘洗乾淨，放在清水中浸泡一下（這樣煮出的粥細軟香濃）。大火煮開後轉小火，慢慢煮至米粒開花就足夠黏稠了。如果希望更黏稠，可以加入適量的糯米。

（2）將雞胸肉放入水中煮，煮到雞肉能用筷子輕鬆戳透即可。然後將煮熟的雞肉撕成細絲。煮雞胸肉時可以不加任何調料，也可以先煮雞肉，然後用煮雞肉的湯來煮粥。

（3）青椒切成細絲。

（4）在粥中放入雞肉絲和青椒絲，再放入一些鹽調味，煮一下子即完成。

營養評價：
香蕉含有豐富的維生素和礦物質，易消化、易吸收，偏甜的口味更易被孩子接受。

3. 脆皮香蕉、雞絲青椒粥

脆皮香蕉製作方法

材料：
香蕉2根、雞蛋1個、麵粉及麵包屑少許、油1碗

做法：
（1）香蕉帶皮切成小塊，再去皮。雞蛋打成蛋液。

（2）將香蕉塊先裹麵粉，再裹蛋液，最後裹上麵包屑。

（3）鍋裡放1碗油，加熱至七成熱，放入香蕉，用中火炸成金黃色即可。

雞絲青椒粥製作方法

材料：
白米、雞胸肉、青椒、鹽各適量

4. 魷魚包飯、薏仁燕麥粥

魷魚包飯製作方法

材料：
白米、魷魚、紫高麗菜葉子、香菇、生抽（淡醬油）、鹽、醬油、雞肉粉、香油各適量

做法：
（1）泡好的米濾過水（不用濾得很乾），加生抽、少許鹽和醬油、一點雞肉粉拌勻。

（2）將切碎的紫高麗菜和香菇加入米中拌勻，再加少許香油拌一下。

（3）將拌好的米塞進魷魚的肚子裡（七八成滿），再用牙籤封口（米煮熟後會脹）。

（4）把包著米的魷魚放到鍋裡蒸20分鐘左右（如果是大魷魚，蒸的時間要加長），關火悶一下。

（5）魷魚放涼後切塊裝盤。

薏仁燕麥粥製作方法

材料：
薏仁90克、燕麥粒45克、荸薺3粒、松仁1大匙、核桃仁1大匙、雞蛋1顆

做法：
（1）將薏仁、燕麥用水泡軟。
（2）荸薺去外皮，和松仁、核桃仁一起放入果汁機中，加180毫升水打碎後，和薏仁、燕麥一起放入鍋中，再加450毫升水以小火煮爛。
（3）蛋取蛋白打散加入拌勻即可。

營養評價：
堅果種類較多，含有豐富的鈣、鋅、鐵等礦物質，能促進孩子的生長發育。

5. 牛肉漢堡、鮮榨紅蘿蔔汁

牛肉漢堡製作方法

材料：
牛絞肉75克、豬絞肉75克、生菜3片、糖2小匙、澱粉2小匙、麻油1小匙、蠔油1大匙、生薑1片、白胡椒粉少許、番茄醬適量

做法：
（1）將牛絞肉、豬絞肉及糖、澱粉、麻油、生薑、白胡椒粉攪拌後甩打數次，分成3份。
（2）取一平底鍋，加入1大匙耗油，熱鍋後把絞肉壓扁煎熟。
（3）取一盤子擺漢堡肉，加一片生菜，淋上番茄醬（也可夾在漢堡麵包裡）即完成。

營養評價：
牛肉富含維生素B6、鉀、蛋白質、鋅、鎂。鉀會影響蛋白質的合成以及生長激素的產生，進而影響兒童生長。

6. 水晶蝦餃、荷葉雞肉粥

水晶蝦餃製作方法

材料：
澄粉（無筋麵粉）450克、澱粉50克、蝦肉125克、肥豬肉適量、筍乾125克、豬油90毫升，鹽、味精、白糖、香油、胡椒粉各適量

做法：
（1）將澄粉、澱粉加鹽拌勻，用開水沖攪，加蓋悶5分鐘，取出揉透，再加豬油揉勻成糰，放置待用。
（2）把2/3的蝦肉洗淨瀝乾水分，用刀背剁成細蓉，放入盆中。1/3的蝦肉煮熟後切成小粒。肥豬肉用開水稍燙一下，冷水浸透切成小粒。筍乾用水泡發、漂洗，加些豬油、胡椒粉拌勻。
（3）在蝦蓉中加點鹽，用力攪拌，放入熟蝦肉粒、豬肉粒、筍乾、味精、白糖、香油拌勻，放入冰箱內冷凍。
（4）將澄麵糰　成麵皮，包入蝦餡，捏成水餃形，以蒸籠大火蒸熟即可。

荷葉雞肉粥製作方法

材料：
雞腿200克、粳米100克、料理用酒10毫升、新鮮荷葉1片（葉大、色綠者為佳）、小蔥2根，鹽、雞精各適量

做法：
（1）把雞腿洗淨，骨、肉分離。
（2）雞肉切成小丁，骨剁成小塊，分別用料理用酒、鹽醃至入味（約半小時）。
（3）荷葉用清水沖洗乾淨，折成扇形，剪去邊緣（以便展開後形成一個圓形，大小以略大於煲粥的鍋蓋為宜）做一個荷葉鍋蓋。將剪下的邊緣荷葉剪成小塊。
（4）鍋中倒入清水大火滾開，放入荷葉碎汆燙2

分鐘後，將荷葉碎撈出待用。然後將汆燙荷葉碎的水淋洗荷葉鍋蓋的正面（新鮮荷葉清洗之後，一定要用開水汆燙，因為荷葉的正面有一層薄薄毛絨，需汆燙方能有效去除上面的雜質）。

（5）換一砂鍋煮粥。鍋中倒入清水，再加入汆燙過的荷葉碎，大火滾開後煮5分鐘，使水變成深色。

（6）取出荷葉碎棄之，放入雞骨，除去血水。

（7）放入洗乾淨的粳米。

（8）蓋上荷葉鍋蓋，小火煮至粥黏稠。起鍋前，倒入雞肉丁煮至快熟時放入鹽、雞精拌勻後關火即可，最後撒上一些蔥花增加香氣。

營養評價：
澄粉、澱粉中含有大量消化酵素、卵磷脂、精胺酸。

7. 鳳梨炒飯、巧克力牛奶

鳳梨炒飯製作方法

材料：
米飯1小碗、黃瓜50克、紅蘿蔔30克、洋蔥30克、甜玉米粒20克、鳳梨50克、鹽1克、白胡椒粉3克、油適量

做法：
（1）黃瓜、紅蘿蔔、洋蔥分別洗淨切成小丁。鳳梨放入鹽水中浸泡20分鐘，取出瀝乾水分，切小丁。

（2）鍋中倒入少許油，燒熱至五成熱時，放入洋蔥丁炒香。

（3）聞到洋蔥香氣後放入紅蘿蔔丁，繼續翻炒。

（4）放入米飯，轉中火繼續炒，直到把米飯炒散。

（5）放入甜玉米粒、黃瓜丁、鳳梨丁翻炒均勻，然後加鹽、白胡椒粉調味即可。

營養評價：
鳳梨含果糖、葡萄糖、蛋白質、氨基酸、有機酸等成分；多吃玉米能抑制抗癌藥物對人體的副作用，刺激大腦細胞，增強人的腦力和記憶力。

8. 三明治、芋頭粥

三明治製作方法

材料：
法國長棍麵包、火腿片、生菜、番茄、乳酪片各適量

做法：
（1）生菜洗淨，番茄洗淨切片，麵包斜切成兩半。

（2）在麵包上依次鋪上火腿片、乳酪片、番茄片、生菜即可。

芋頭粥製作方法

材料：
芋頭半顆、肉湯1大匙，鹽、醬油各適量

做法：
（1）芋頭剝皮切成小塊，用鹽醃一下再洗淨。

（2）將芋頭燉爛後搗碎並過濾。

（3）將肉湯及芋頭放在小鍋裡煮，並不時地攪一下。

（4）煮至黏稠後加醬油調味。

營養評價：
芋頭富含蛋白質、鈣、磷、鐵、鉀、鎂、鈉、胡蘿蔔素、菸鹼酸、維生素C以及維生素B群。

9. 酒釀元宵、法式煎吐司

酒釀元宵製作方法

材料：
水磨糯米粉、麵粉、酒釀、白糖、桂花滷各適量

做法：
（1）糯米粉中加入麵粉、清水拌勻，搓成長條狀，切成細丁滾圓（做元宵）。把元宵放入沸水鍋中煮熟，放入糖、桂花滷。
（2）將酒釀放入碗內，用鍋中的湯沖勻，再放入元宵。

法式煎吐司製作方法

材料：
吐司2片、雞蛋1個、牛奶50毫升、白糖15克、香草少許、奶油適量

做法：
（1）雞蛋加白糖打散，加入牛奶、香草拌勻。把吐司浸入蛋奶液中（10分鐘左右，浸的時間越長口感越鬆軟）。
（2）平底鍋加熱，放少許奶油熔化後，放入吐司片，煎至兩面金黃色即可。

營養評價：
雞蛋富含維生素A、維生素D、維生素B2及鐵，還有人體必需的組胺酸、卵磷脂，是人體發育不可缺少的營養素。

10. 蝦仁餛飩麵、可樂餅

蝦仁餛飩麵製作方法

材料：
蝦仁100克、肥肉餡50克、雞蛋餛飩皮、雞蛋麵、2顆雞蛋蛋白、青菜（菜心或生菜），以及鹽、味精、生抽、胡椒粉、香油適量

做法：
（1）將蝦仁、肥肉餡、2顆蛋白加入適量的鹽和味精一起拌成餡料，其間加入清水2次，直到所有的水分都被吸收。
（2）用餛飩皮將餡料，按餛飩的包法包好。
（3）水煮沸，加入餛飩煮熟撈出備用。將雞蛋麵煮熟，過冷水後放碗裡備用。
（4）將水、鹽、生抽、胡椒粉、香油，用大火煮沸後澆入麵裡，然後加上餛飩。
（5）把青菜用熱水燙熟後擺在麵和餛飩上即完成。

可樂餅製作方法

材料：
馬鈴薯、豬肉末、洋蔥末、鹽、雞精、蛋液、麵包屑、油各適量

做法：
（1）馬鈴薯切片，蒸熟，搗成馬鈴薯泥。
（2）鍋裡放少許油，把洋蔥末炒熟，放入豬肉末、鹽、雞精，翻炒到肉末變色即可。
（3）把炒好的配料加入馬鈴薯泥中，拌勻。
（4）把馬鈴薯泥做成自己喜歡的形狀，裹蛋液、麵包屑，下鍋炸到金黃色就完成了。

營養評價：
蛋白質豐富，還含有豐富的鉀、鈉、鎂、磷等礦物質及維生素A等成分。

Part3　素食譜 10 道

1. 蘑菇素蝦燴雙球

材料：
蘑菇250克、紅櫻桃6顆、龍眼5-6顆、紅蘿蔔25克、青豆10克、泡發冬筍15克、薑絲10克、鹽、蘑菇粉調味料、素鮮湯、澱粉、發酵粉、油

做法：
（1）蘑菇剪成蝦形。紅蘿蔔、冬筍洗淨切成丁。
（2）用澱粉、發酵粉製成麵糊，將蝦形蘑菇裹上麵糊放入七成熱的油中，炸至金黃色。
（3）鍋中放少許油，加入薑絲炒香，再加入紅蘿蔔丁、冬筍丁、青豆翻炒3分鐘，再加入鹽、蘑菇粉調味料、素鮮湯，燒開後勾芡（用水澱粉），倒入蝦形蘑菇，掂兩下裝盤。最後用龍眼、紅櫻桃圍邊即完成。

營養評價：
含蛋白質、脂肪、醣類、粗纖維、鈉、鉀、鈣、磷、鐵，補脾開胃。

2. 玉帶泡菜卷

材料：
高麗菜、紅蘿蔔、芹菜、乾辣椒、花椒、生薑、白醋、鹽、鮮味素各適量

做法：
（1）將洗淨的高麗菜葉一層層剝下，放入鍋中燙一下，過涼水備用。
（2）紅蘿蔔洗淨去皮，切成火柴棒粗細的絲備用。
（3）攤開高麗菜，把紅蘿蔔絲放入一側，捲成手指粗的捲。逐一捲好後，用牙籤固定放在大盤中備用。
（4）鍋中放入水、乾辣椒、花椒、生薑燒開後煮一下。離火，加入白醋、鹽、鮮味素調好口味，放涼後把菜捲放入，最後放冰箱冷藏24小時。
（5）取出菜捲，切成約3公分長的塊狀。芹菜用開水燙一下，過涼水。用芹菜逐一紮緊菜捲，剪刀修剪結頭至整齊，擺成自己喜歡的造型即完成。

營養評價：
含有豐富的維生素C、維生素E。

3. 翡翠豆腐

材料：
豆腐1塊、枸杞、芹菜、鹽、太白粉水、味精、五香粉

做法：
（1）將豆腐切成4小塊，灑上五香粉、鹽。枸杞洗淨，用溫水泡軟。
（2）芹菜用果汁機打碎，把汁倒出後加入太白粉水、鹽、味精拌勻備用。
（3）將豆腐塊整齊地放在盤中，淋上調好的醬汁放入鍋中蒸熟，撒上枸杞即完成。

營養評價：
製做豆腐的大豆含有豐富的營養，有益於兒童生長發育。

4. 素食比薩

材料：
牛奶、麵粉、酵母、番茄醬、沙拉醬、植物油、熟甜玉米豆、蘑菇切丁、紅蘿蔔小片、青椒小塊、紅椒小塊、橄欖菜、榛果粒、核桃仁、松子仁、乳酪絲各適量

做法：

（1）溫牛奶（攝氏40度左右）中加入適量酵母（若欲快速發酵，需多加一些），加入麵粉攪拌均勻（稍微稀軟），等待發酵（喜歡奶味重的人可在牛奶中再加入適量的奶油）。

（2）等麵粉發酵好後，預熱平底鍋，鍋底刷一層薄植物油，將發酵好的麵糰平攤在鍋底上，麵餅上淋少許植物油後加一層番茄醬、一層沙拉醬，再撒上蔬果類的備料，最後均勻地擺上乳酪絲，用小火烤15分鐘左右即完成。

營養評價：

含有多種蔬菜和堅果，除了蛋白質、脂肪、醣類，胡蘿蔔素、維生素 B1、維生素B2、維生素E的含量也很豐富。

5. 翡翠炒飯

材料：
白飯、芥藍、麻油、薑末、鹽、鮮菇粉各適量

做法：

（1）芥藍洗淨去梗，將葉子切成細絲備用。

（2）熱鍋放麻油，爆炒薑末，加入適量的鹽及鮮菇粉，倒入白飯充分翻炒後熄火，最後拌入芥藍絲即可。

營養評價：
芥藍含有豐富的鈣、維生素A、維生素C。

6. 珍珠丸子

材料：
糯米90克、素肉碎45克、老豆腐1塊、荸薺末30克、麵粉2大匙

做法：

（1）糯米洗淨泡水4小時，瀝乾。

（2）素肉碎用油炒過，加入其餘材料拌勻，做成乒乓球大小的丸子，再裹上糯米，上鍋大火蒸8分鐘即完成。

營養評價：
含有蛋白質、脂肪、醣類、鈣、磷、鐵以及維生素B群。

7. 春筍沙拉

材料：
筍80克、豌豆苗10克、黃甜椒15克、小番茄10顆、柳松菇5克、沙拉醬10克、原味優酪乳20毫升、米、鹽

做法：

（1）把筍洗淨切成滾刀塊，放進加了適量的鹽及少許米（米可去除澀味）的沸水中氽燙，然後撈起放涼備用。

（2）黃甜椒洗淨切細條，與豌豆苗、柳松菇一起用沸水氽燙，撈起沖冷水放涼。小番茄洗淨去蒂備用。

（3）取3顆小番茄放入果汁機中攪打均勻，倒出後拌入沙拉醬、原味優酪乳備用。

（4）將（1）和（2）的所有材料擺盤，食用時淋上（3）的調味醬料即完成。

營養評價：
含有豐富的植物蛋白以及鈣、磷、鐵等人體必需的營養成分和微量元素，特別是纖維素含量很高，常食用可幫助消化、促進生長。

8. 宮保豆腐

材料：
鹽滷豆腐、炸花生米、香菇、青紅椒、豆瓣醬、醬油、糖、素雞精、鹽、太白粉水、花椒、油

做法：

（1）豆腐切成邊長為1公分的小塊，青紅椒和香

菇切成1公分長的小塊。

（2）將醬油、糖、素雞精、鹽和太白粉水調成醬汁。

（3）鍋裡倒入油燒熱，將豆腐炸成金黃色撈出控油。青紅椒塊和香菇塊過油撈出備用。

（4）原鍋留底油燒熱，放入花椒10粒，炸響後取出，再加入豆瓣醬煸炒，炒香後加入調好的醬汁以及備好的豆腐塊、青紅椒塊、香菇塊和炸花生米炒勻即完成。

營養評價：
人體對豆腐的消化吸收率高達95%，可見豆腐是大豆家族中對人最有益處的。

9. 炒素什錦

材料：
新鮮蘑菇40克、泡發香菇40克、黃瓜40克、紅蘿蔔40克、番茄40克、青花菜40克、玉米筍40克、荸薺40克、萵苣40克、太白粉適量、食用油50毫升、素高湯適量、胡椒粉1小匙、鹽1小匙、味精1小匙

做法：
（1）蘑菇和香菇切成扇形塊，黃瓜、紅蘿蔔切塊。

（2）番茄去皮切菱形塊，青花菜剝成小朵。

（3）玉米筍切塊，荸薺、萵苣均削塊狀。

（4）把上述切好的食材都放入沸水中汆一遍。

（5）鍋內放少許油，燒熱，放入汆過水的食材，加入適量素高湯及其他調料（胡椒粉1小匙、鹽1小匙、味精1小匙）進行翻炒，最後用太白粉水勾芡即可。

營養評價：
含有大量蔬菜，富含胡蘿蔔素、維生素C以及維生素B群等。

10. 五彩魔芋絲

材料：
魔芋（蒟蒻）、紅椒、青椒、香菇、鹽、雞精、醋、辣椒油、蔥、薑各適量

做法：
（1）將魔芋切成絲放入鍋中，煮一下撈出過涼水備用。香菇用開水泡發好。紅椒、青椒、香菇分別切成丁。蔥、薑切成末。

（2）將紅椒、青椒、香菇、蔥和薑和魔芋一起放入器皿中，加入鹽、雞精、醋、辣椒油攪拌均勻，即可食用。

營養評價：
魔芋不僅含有大量蛋白質和16種氨基酸，還富含人體必需的微量元素。

Part4　點心 10 道

1. 銅鑼燒

材料：

雞蛋2顆、糖10克、奶油20克、牛奶100毫升、蜂蜜80克、低筋麵粉120 克、紅豆沙適量

做法：

（1）取一容器，加入奶油、糖拌勻，再依次加入雞蛋、蜂蜜和牛奶攪打均勻，然後篩入低筋麵粉充分拌勻。

（2）覆蓋保鮮膜，靜置20分鐘。

（3）平底鍋加熱後轉小火，用湯匙加入麵糊，單面煎到表面冒出許多小泡泡後翻面；另一面再煎成淺色米黃色即可。

（4）在其中一個餅皮的淺色面塗上紅豆沙，取另一個餅皮蓋上，銅鑼燒就完成了。

營養評價：

富含DHA和卵磷脂、核黃素，對神經系統和身體發育有利，能健腦益智，改善記憶力，並促進肝細胞再生。

2. 紅豆沙

材料：

紅豆90克、砂糖200克、沙拉油30毫升

做法：

（1）在鍋中放360毫升水，加入紅豆用中火煮，煮沸後再加45毫升水繼續煮，等它第二次沸騰後，撈出紅豆瀝乾。

（2）將紅豆再倒回鍋中，將乾淨紗布蓋在紅豆上，然後用小火將紅豆煮爛，其間水煮乾時必須加水繼續煮，直到將紅豆煮爛為止。

（3）紅豆煮爛後，放入篩網上，以木湯勺一邊壓碎一邊過濾。

（4）把過濾的紅豆放入布袋中，再加一點水，用力擰乾。

（5）鍋中放20毫升水、砂糖及沙拉油一起煮，等糖完全溶解後，加入1/3的紅豆，用小火慢慢煮。

（6）過一段時間後，再加1/3的紅豆，用小火繼續煮。

（7）把剩餘1/3的紅豆全部放入鍋中，用木勺不停地攪拌。

（8）煮好的紅豆沙放進小碗中，使之冷卻即可。

營養評價：

紅豆沙除了含蛋白質、脂肪，還含有維生素A、維生素C、維生素B群、植物皂素以及鋁、銅等微量元素。

3. 拔絲芋頭

材料：

芋頭500克、芝麻10克、白糖200克、熟豬油或清油750毫升

做法：

（1）把芋頭洗淨去皮，切成滾刀塊或菱形塊。

（2）芝麻揀去雜質後待用。

（3）將炒鍋加熱後倒入750毫升油至六成熱時，將芋頭塊放入，炸成金黃色撈出瀝油。

（4）將炒鍋內的油倒出，留餘油15毫升，將白糖放入鍋中不停地攪動，使糖受熱均勻熔化，但火不宜太大，等糖液起了針尖大小的泡時，快速將炸好的芋頭塊倒入，撒上芝麻，甩翻均勻後裝盤即完成。

營養評價：

芋頭中富含蛋白質、鈣、磷、鐵、鉀、鎂、鈉、

胡蘿蔔素、菸鹼酸、維生素C，以及維生素B群、皂素等多種成分。

4. 章魚燒

材料：
章魚若干、麵粉90克、蛋1顆、水45毫升、鹽1小匙、發粉1小匙、油、烏醋或美奶滋、柴魚片、青海苔粉

做法：
（1）將麵粉、蛋、水、鹽、發粉放入碗中攪拌均勻。
（2）章魚切小塊備用。
（3）將燒烤模具加熱後用刷子塗上一層薄薄的油，再將攪拌好的麵糊倒入模具的圓洞中（約3/4滿），將章魚塊加入麵糊中，再淋上少許麵糊將材料蓋住。注意！先倒入模型的麵糊會膨脹溢出，所以要注意麵糊的膨脹狀況，若有溢出的部分需用竹籤撥回洞中。
（4）烤至麵糊周邊與模具分開時，用竹籤從章魚燒邊緣畫一圈後，將章魚燒翻面繼續烤。
（5）等到整個章魚燒膨脹至圓形時，繼續使用竹籤翻轉幾次，烤至全熟取出，塗適量的烏醋或美奶滋，再撒上柴魚片與青海苔粉即完成。

營養評價：
章魚不僅含有豐富的蛋白質、礦物質等營養元素，還富含天然牛磺酸。

5. 水果沙拉

材料：
鳳梨50克、蘋果50克、奇異果50克、香蕉50克、小番茄8個、櫻桃數顆、果醋90毫升、白糖少許

做法：
（1）將鳳梨、蘋果、奇異果、香蕉切成方糖大小的丁，小番茄切成塊。
（2）加入白糖和果醋拌勻，放入冰箱醃1小時。
（3）1小時後從冰箱取出醃好的水果，加入去蒂的櫻桃即可。

營養評價：
矮小症的兒童體內缺鋅，蘋果含有豐富的鋅，對兒童的智力發育和生長發育皆有好處，適合經常食用。

6. 麵包布丁

材料：
牛奶125毫升、Cola Cao西班牙可可粉2匙、雞蛋1顆、麵包丁40克、白糖少許

做法：
（1）牛奶稍微加熱，放入Cola Cao和一點白糖混合均勻，再放入打散的雞蛋，混合均勻。
（2）放入麵包丁。用湯匙把麵包丁按碎，讓麵包碎在液體中多浸泡一陣子。
（3）將浸泡好的麵包碎裝入小碗或者布丁模具，覆上保鮮膜，放進鍋中火蒸熟（約15分鐘，視容器大小調整時間）。

營養評價：
牛奶中不僅含有豐富的鈣、維生素D等，還含有人體生長發育所需的大部分氨基酸，消化吸收率高達98%，是其他食物無法比擬的。

7. 蜜汁山藥

材料：
山藥500克、鴨梨1顆、蘋果1顆、桂花醬15克、白糖100克

做法：

（1）將山藥去皮，清水洗淨。將鴨梨、蘋果去皮，切開，除核，切成小丁。

（2）鍋中加入清水，上火燒開，放入山藥，汆一下撈出，切成1公分長的塊狀。

（3）砂鍋中放入白糖，加入250毫升清水，待火燒開，放入山藥塊、鴨梨丁、蘋果丁，調成小火慢煮20-25分鐘。

（4）待山藥糯爛時撈出，整齊地放進圓盤中。鍋中加入桂花醬，將汁熬濃，然後澆在山藥上即完成。

營養評價：

山藥含有澱粉酶、多酚氧化酶等物質，有利於脾胃消化吸收功能。

8. 天婦羅

材料：

蝦數隻、芹菜葉20克、白蘿蔔50克、小麥麵粉130克、雞蛋黃30克、薑5克、花生油50毫升、醬油

做法：

（1）冷水中加入蛋黃打散後，再加入麵粉輕輕攪拌（不需攪拌得很均勻），調和成帶有流狀的麵衣備用。

（2）蝦洗淨，去頭後除去腸線，剝除蝦殼與尾部的劍形尖刺（保留尾殼），用紙巾擦乾，再用刀刮除尾殼上含有水分的黑色薄膜，接著在蝦腹處斜劃3-4刀，按壓蝦背使蝦筋斷開（蝦身拉長，便能炸出筆直不彎曲的蝦）。

（3）將蝦裹上薄薄的一層麵粉，再裹上做好的麵衣，放入攝氏180度的油中炸至酥脆，撈起瀝油。

（4）白蘿蔔洗淨剁碎成泥。

（5）薑去皮切成泥狀。

（6）將芹菜葉的單面蘸麵粉後，再裹上麵衣，放入油鍋炸酥，即可與炸蝦一同擺盤。

（7）食用前，將白蘿蔔泥與薑泥拌入醬油中，作為天婦羅蘸汁。

營養評價：

蝦的營養豐富，且肉質鬆軟，易消化，富含磷、鈣，尤其對小孩有補益功效。

9. 雙皮奶

材料：

牛奶400毫升、蛋白2顆、白砂糖2匙

做法：

（1）把牛奶倒入鍋中煮開（煮久了會破壞蛋白質，導致結不起奶皮），然後倒入碗中（這時可以看到牛奶表面結起一層皺皺的奶皮）。

（2）空的碗中放入2顆蛋白、2匙糖，攪勻至糖溶解（不攪太久，否則會攪泡發）。

（3）牛奶稍涼後，用筷子把奶皮刺破，再將牛奶慢慢倒入裝有蛋白的碗中，攪拌均勻，再沿碗邊緩緩倒回留有奶皮的碗中（這時可看到奶皮浮起來）。

（4）將牛奶放入鍋中隔水蒸約10分鐘。用筷子從中間插入，沒有牛奶流出就說明其已經全部凝結，即完成。

營養評價：

牛奶含有幼兒發育所必需的多種營養元素。

10. 海鮮煎餅

材料：

麵粉、豬肉、蝦仁、章魚、墨魚、雞蛋、高麗菜、蔥花、柴魚、沙拉醬、海苔、調味醬、油各適量

做法：

（1）外皮：麵粉和適量水3：1調和。

（2）內餡：豬肉、蝦仁、章魚、墨魚、雞蛋1顆做成餡。

（3）調好的外皮麵粉加入高麗菜、蔥花攪拌後，擀成兩個圓形麵餅，而後在一個麵餅上鋪一層內餡，再蓋上另一個麵餅壓一下。

（4）平底鍋放油，用中火把麵餅的一面煎至略帶金黃色後翻面，時間為3-4分鐘。

（5）翻面後，同樣用3-4分鐘將另一面煎成金黃色即可。

（6）起鍋後，放上柴魚、沙拉醬、海苔和調味醬即完成。

營養評價：
此煎餅含有豐富的蛋白質、脂肪、醣類，以及多種維生素和礦物質。